老年医学工作手册
LAONIAN YIXUE GONGZUO SHOUCE

主 编 卢艳丽 田志军

中国科学技术出版社
·北 京·

图书在版编目（CIP）数据

老年医学工作手册 / 卢艳丽，田志军主编 . —北京 : 中国科学技术出版社 , 2018.8
ISBN 978-7-5046-8103-4

Ⅰ . ①老… Ⅱ . ①卢… ②田… Ⅲ . ①老年病学 – 手册 Ⅳ . ① R592-62

中国版本图书馆 CIP 数据核字 (2018) 第 171247 号

策划编辑	丁亚红
责任编辑	黄维佳
装帧设计	长天印艺
责任校对	龚利霞
责任印制	李晓霖

出　　版	中国科学技术出版社
发　　行	中国科学技术出版社发行部
地　　址	北京市海淀区中关村南大街 16 号
邮　　编	100081
发行电话	010-62173865
传　　真	010-62173081
网　　址	http://www.cspbooks.com.cn

开　　本	710mm×1000mm　1/16
字　　数	202 千字
印　　张	12.5
版　　次	2018 年 8 月第 1 版
印　　次	2018 年 8 月第 1 次印刷
印　　刷	北京威远印刷有限公司
书　　号	ISBN 978-7-5046-8103-4 / R · 2302
定　　价	36.00 元

编著者名单

主　编　卢艳丽　田志军

副主编　王元利　宋清扬　章晓君

编　者　（以姓氏笔画为序）

王　红　王　萍　王　爽　牛秀茹

孙　佳　孙　莹　李　艳　李　敏

李　黎　张梅燕　金　娜　柳月明

高树卿　霍　得

编者的话

老年医学是一门新兴学科。随着全球人口老龄化，逐渐得到重视，近些年发展较快。学科服务的对象决定着老年医学的发展方向及范围，老年医学的主要服务对象是衰弱老年人，他们在衰老的基础上患有多种慢性病、老年综合征、使用多种药物、部分或完全失能，还有复杂的心理、社会等问题。老年医学的主要任务正是为了识别、评估、防治衰弱老年人的健康问题，因而老年医学是一门擅长重点关注衰弱老年人的专业。

老年病有其自身的特点，患者常一体多病，传统专科模式不能满足老年人的需要，因此必须多学科团队治疗。所以老年医学特点与传统专科不同，不再以疾病为中心，关注疾病是否被治愈，而是以患者为中心，进行老年综合评估，多跨学科团队协作，共同根据其情况有针对性地进行干预，旨在恢复功能，改善生命质量。

老年医学的核心内容包括老年综合评估，跨学科整合医疗服务即多学科团队协作，以及老年综合征的诊疗。本书对老年综合评估的目的、意义及具体实施方法做了详尽的阐述；介绍了跌倒、谵妄、睡眠障碍、肌少症、慢性疼痛、头晕等常见老年综合征的诊疗思路；并涉及多重用药、营养障碍、老年康复、老年护理等领域，以便于老年科医生临床参考。

老年医学强调"全人管理"，关注老人"全生命周期"管理。老年医疗服务也可分为慢病管理、急性期医疗、中期照料、长期照料和临终关怀等类型。对于疾病的终末期患者，患者本人的医疗及其生命质量才是首要考虑因素。老年科医生应充分了解并在观念上有所转变，本书专设缓和医疗章节有助于广大医护人员理解这一概念。

老年病科医生应明确自己的任务。全程评估和管理老年患者，诊断和治疗各种急性患者，诊断和管理老年综合征，通过多学科团队工作并起到重要作用，掌握影响老人疾病表现、疾病进展和预后的生理变化，掌握老人用药原则、药动学、常见药物不良反应等。希望通过阅读本书，能够帮助广大老年科医生更好、更全面地了解本专业，并更好地服务于临床工作。

北京市隆福医院作为老年病医院，老年病诊治经验丰富，故结合国内外先进理念，多学科团队共同撰写此工作手册。感谢所有团队成员的辛苦付出！恳请广大读者斧正！

目 录

第1章　老年医学总论

第一节　老年医学概述

老年学（gerontology）是研究老年人健康、社会、经济、行为和环境所有相关方面的科学。老年医学（geriatrics）是研究与老年人疾病相关的临床医学、康复治疗学、社会心理学和预防医学，是老年学和医学的分支。

2008年世界卫生组织将老年人定义为：发达国家≥65岁，发展中国家≥60岁，年龄≥80岁的老年人称为老老年人。1996年《中华人民共和国老年人权益保障法》将中国大陆老年人标准定为≥60岁。新的世界卫生组织对老年人的定义又有了变化，认为：60—74岁为年轻老年人，75—89岁为老年人，≥90岁为长寿老年人。我国老龄化趋势严重，据统计，中国60岁以上老年人数量已超过2亿，占总人口的14.9%。未来20年平均每年增1000万老年人，到2050年左右，老年人口将达到全国人口的1/3，80岁以上老年人将占到老年人口的1/3。人口老龄化促进了老年医学的发展，也对老年医学提出了更多的要求。

人口老龄化中最具有挑战性问题是失能老年人的增加，这不仅影响老年人的生活质量，也给家庭和社会带来沉重的负担。2009年中国城市老年人失能和半失能的达到14.6%，农村已经超过20%。学科服务的对象决定着老年医学的发展方向及范围，老年医学的主要服务对象是衰弱老年人，他们在重度衰老的基础上患有多种慢性病、老年综合征、使用多种药物、部分或完全失能，还有复杂的心理、社会等问题。老年医学的主要任务正是为了识别、评估、防治衰弱老年人的健康问题，因而老年医学是一门擅长重点关注衰弱老年人的专业。

1909年Nascher用拉丁文geras（老年）与iatriko（治疗）创造了老年医学（geriatrics）这一名词，标志着老年医学学科的形成，1914年发表老年病专著。20世纪30年代末，英国学者Warren首先提出了老年综合评估，标志着现代老年医学的形成。多年来，老年医院逐步发展，进一步完善。第一代老年医学起源于长期照料和收容院；第二代老年医学提倡多学科管理、中期照料、老年康复等；第三代老年医学强调全面评估、整合管理、注重老年人的功能与生活能力；第四代老年医学的目标是健康促进、老年病急症和老年病亚专科诊治。目前的第四代老年医学注重健康促进和老年病亚专科诊治，其亚专科包括常见疾病，如卒中、心脏病、糖尿病、肾病；老年综合征，包括跌倒、谵妄、痴呆、抑郁、失禁、医源性疾病。

老年医学的宗旨是预防和治疗与老年相关的疾病；最大限度地维持或恢复患者的功能；提高老年人的生活质量。老年病有其自身的特点，常常是病理表现多样性、多病因特征、尚未报道过的疾病；临床症状不典型，没有特异性表现，隐匿性发作，易漏诊；伴有智能障碍、肢体活动障碍、抑郁症、营养不良、慢性肝肾功能障碍、骨质疏松、慢性疼痛、大小便失禁和压疮等老年常见综合征；患者常一体多病，在多个专科辗转就诊，多种药物的应用形成"处方瀑布"，导致病情复杂化和增大新并发症风险；老年人有丰富的社会阅历形成特有的价值观和世界观，而且不同的文化背景、宗教信仰、社会、子女的极度关注等常常会对医疗决策产生很大的影响。上述原因导致必须多学科团队治疗；根据评估标准评价治疗效果；应当早期康复治疗预防功能下降；制定出院计划，使之顺利回归社区。所以老年医学特点与传统专科不同，不再以疾病为中心，关注疾病是否被治愈，而是以患者为中心，进行老年综合评估，跨学科团队协作，共同根据其情况有针对性地进行干预，旨在恢复功能，改善生命质量。

一、老年医学核心内容

1. 跨学科整合医疗服务即多学科团队（interdisciplinary teams） 老年病多学科团队始于美国20世纪90年代，当时由于老年病的复杂性和特殊性，单靠老年病医师和护士难以完成如此艰巨的工作，故需要打破专科化的垂直分科架构，组建一个多学科团队。通常由老年病医师、护师、药师、康复师、社会工作者等核心成员组成，必要时还需要心理师、营养师、职业治疗师等人员参与。目的是为老年人提供全方位的医疗服务，如防治疾病、功能康复和提高患者生活质量等。一个高效的多学科团队的标志是具有灵活性、互相尊重，并始终关注老年人的需求和愿望。这与传统的多学科会诊模式有区别。传统的多学科（multi-disciplinary）成员代表不同学科；成员搜集不同信息；个人做出各自的决策；为主治医生提供参考建议；是"各自为战"。而跨学科整合医疗服务成员代表不同学科；成员搜集分享不同信息；根据特定的问题小组做出共同的决策；是在一个团队领导下的"团队作战"。

2. 老年综合评估（comprehensive geriatric assessment，CGA） 老年综合评估是关于老人智能、情感、功能、社会、经济、环境及心理方面的全面评估，其目的是合理地利用医疗保健资源，改善生活品质，减少住院需求，促使其独立生活。老年病房常用评估量表包括日常生活活动量表、简易智能状态测验、老年人心理量表、跌倒评估表、吞咽困难及营养评估表等。

老年人在衰老的基础上常有多种慢性疾病、老年综合征、不同程度的失能和接受多种药物治疗，还有复杂的心理、社会问题。生理、心理和社会因素三者息息相关，共同影响老年人的健康状态，也增加了诊疗难度。有些问题常常被认为是正常衰老而未被重视。单纯的传统医学评估（病史、查体及辅助检查）仅局限于疾病评估，不能反映功能、心理及社会方面的问题，已满足不了老年人评估的需要，这就要求有一个更全面的评估方法，以发现老年人所有现存的和潜在的问题。1987年，美国国家健康研究院组织相关学科专家共同制定了老年综合评估，并作为老年医学一种新技术推广。在西方国家得到了广泛的应用，现已成为老年医学的核心技术，也是老年医学的精髓所在。老年综合评估是采用多学科方法来评估老年人生理、心理、社会等方面问题以及现有功能，根据患者及家属的需求和愿望，制订全方位的防治计划，以求治愈可逆性疾病、控制性疾病、强化身心与社会功能。老年综合评估的最终目标是改善老年人的功能状态，回归家庭、回归社会。要达到这一目标必须重视三点：①评估对象必须是具有康复潜力的衰弱老年人；②根据老年人的具体情况制订切实可行的防治计划；③医疗人员、家属及照顾人员共同监督防治计划的实施。老年综合评估的对象不包括病情太重不适宜做（危重病或病情不稳定、绝症、治疗无效的疾病）及病情太轻不适宜做（单病，仅仅需要制定预防措施）的情况。CGA与传统医学评估的区别在于CGA是研究老年人的复杂问题，强调功能状态和生活质量，由多学科团队实施。

3. 老年综合征（geriatric syndrome）　20世纪，英国学者Isaacs把常见于老年人的活动障碍、尿失禁和医源性等问题称为老年顽症（geriatric giant），后来又发展成为老年综合征。它是指多种疾病或多种因素导致老年人发生同一种临床表现，既不能确定其发病部位，也无法用传统的病名来概括，需要全面评估和对症治疗的一类老年特有病态。常见老年综合征包括跌倒、尿失禁、谵妄、肌少症、衰弱、多重用药等。与慢性病相比较，老年综合征对身心健康和生活质量的影响更严重，值得临床高度关注。老年综合征是老年人在病态状态下最常见和最重要的临床表现，不仅导致失能、生活质量降低，而且使病情复杂化和严重化、住院时间延长、医疗费用和病死率增加，同时具有较高的共病率、住院率、致残率和病死率，是影响老年人日常生活能力最重要的疾病，现已成为老年医学重点关注的领域。

来自波士顿的一项研究显示，老年综合征数量对于日常生活活动能力受损的影响较慢病更明显。国内研究也显示了老年综合征数量与老年人ADL评分呈负相关，而慢病数量的相关性则较小。日本社区老年人的调查显示，老年人ADL评分下降与常规的临床检查如高血压病、血液检查等并无相关性，而与老年综合征如听力下降、尿失禁等密切相关。这也说明老年综合征比慢病对老年患者功能的影响更加明显。老年医学工作者更应优先考虑老年综合征，在诊疗过程中应注重老年综合征的筛查及相应评估，并及时干预。运用全面的老年综合评估可以有效地筛查、评估老年综合征，有利于从整体考虑老年患者的问题，进行全人管理。

二、老年病科医生任务

全程评估和管理老年患者，如在医院、门诊、社区中心、护理院、居家；诊断和治疗各种急性患者；诊断和管理老年综合征，如痴呆、运动障碍和尿便失禁；评估和管理合并有精神障碍的老年患者；通过多学科团队工作并起到重要作用；实施康复治疗，掌握残疾、损害和活动受限之间的关系；掌握影响老人疾病表现、疾病进展和预后的生理变化；掌握老人用药原则、药动学、常见药物不良反应。

老年医学与传统内科的不同见表1-1。

表1-1 老年医学与传统内科的不同

	内科学	老年医学
定义	关注器官、系统疾病	关注整个人体
年龄	各年龄段	老年人群
病因	单器官、单因素	多器官、多因素
治疗目的	治疗疾病	功能康复
评估与评价方法	治愈、好转、恶化、死亡	综合功能评估
诊断治疗模式	专业细分	多学科模式
依靠循证指南	高	低、个体化
治疗团队	低	高
管理方法	疾病管理	个案管理
依靠康复护理	低	低
依靠社会支持	高	高

三、老年医学的指导原则

1. 全人医疗　为老年人提供生理、功能、心理和社会等全方位的医疗保健服务，促进治疗的全面与完整。从临床角度看，"以人为本"和"以患者为中心"，一是要理解疾病、治疗疾病和预防疾病，这是一种纯技术性服务，是医师的必备技能；二是要理解患者、服务于患者和满足患者的需求，是一种艺术性服务，是医师的灵魂。

2. 多学科协作诊疗　通过多学科团队的协作诊疗，不仅能适时提供全人医疗服务，而且多学科团队制订的防治计划比单一专业人员更有效，是照顾老年人的一条捷径。

3. 全程照料（continum of care）　全程照料是指负责老年人后半生的医疗保健服务，包括疾病预防－疾病治疗－疾病康复－临终关怀等全过程，强调医疗管理的连续性即"无缝隙连接"。

4. 注重生活质量（quality of life）　生活在失能状态下，并非大多数老年人所愿。老年医学不仅是追求生命的延长，更注重生活质量的提升。主要通过老年综合评估，再进行衰老预防、康复学和护理学等方面的干预，以改善功能和提高生活质量。总之，通过多方努力，最终期望老年人拥有健康的生活、正常的生活活动功能和较高的生活质量，并有尊严地面对死亡。

第二节　老年医疗服务模式

老年医疗服务是一个涵盖了急性医疗到社区家庭照顾的连续性的全过程，在配套关怀背景下（诊所、医院、养老院、家庭），向老年人提供连续性医疗服务，强调关注老年人功能状态和合理利用医疗资源。根据老年病的发生发展规律，老年病可分为慢性期、急性期、亚急性期、失能期和终末期等。老年医疗服务也可分为慢病管理、急性期医疗、中期照料、长期照料和临终关怀等类型。由于多数老年病不可治愈，老年人出院评价指标不能采用传统的治愈、好转等疾病转归指标，应采用功能改善状况来评价。老年人因急危重症而住院，经抢救病情稳定，在出院前应做老年综合评估。如生活自理者可回家治疗，失能且有康复潜力者转入中期照料病房继续治疗，失能无康复潜力者应转入长期照料机构；如病重不可恢复，且预期寿命<6个月者转入临终关怀病房。总之，应先做老年综合评估，再安排老年人出院后的去向，并进行长期随访，其目的是降低复诊率、再住院率和医疗费用。

一、慢病管理

慢病管理是指对慢病个体进行教育、支持和管理的医疗服务。慢病管理过程包括综合功能评估；制定可行的管理目标；根据目标制定管理计划；定期随访。

慢病管理主要内容如下。

1. 健康促进。普及健康的生活方式，倡导健康的心理、饮食和运动，戒除不良的生活习惯。

2. 健康体检与慢病筛查。

3. 预防疾病和教育患者慢病自我管理。

二、急性期医疗

老年急性医疗的基本概念指由医疗服务机构为老年危急重症患者提供的医疗救护服务，目的是诊治短期内对生命造成严重威胁的疾病，使患者脱离生命危险、缓解症状和稳定病情。常见的老年危急重症有急性脑卒中、急性心肌梗死、气胸、血胸、肺水肿、肺栓塞、消化道出血、骨折、多器官功能衰竭和各种临床危象等。急性期的医疗服务有明确的住院时间限制，一般为5~10天，最长应不超过2周。

老年急性医疗的服务内容：解除短时间内严重威胁患者生命的各种疾病和其他危险因素，如老年急诊服务；及时诊治各主要脏器的急性衰竭或系统功能障碍，如心力衰竭、呼吸衰竭、肾衰竭、肝衰竭或肝性脑病等；解除各种临床危象，如消化道出血、高血压危象、糖尿病危象和甲状腺危象等；肿瘤、骨折、脏器移植和其他外科疾病的手术治疗；介入治疗、装配人工心脏起搏器；各种慢病急性发作的治疗和各种意外伤害事件的紧急处置等；各种疑难杂症的诊断与鉴别诊断。

三、中期照护

老年中期照护服务基本概念是疾病发展过程中一个阶段的医疗干预服务模式，旨在为具有康复潜能的亚急性和急性后期患者提供综合性的医疗、康复和护理服务。以提高患者生活质量和健康期望寿命为目标，目的是恢复患者的独立生活能力、避免失能与残疾，同时控制原发病和防止恶化。采用综合功能评估的手段，为患者提供多学科整合管理服务。中期照护的时间一般不超过8周。实践证明，中期照护不但可以避免患者短期内再入院或非必要的入住长期照护机构，而且可以节约医疗资源、降低医疗费用和提高病患满意度。

老年中期照护服务内容如下。

1. 服务对象是急性病好转，没有必要长期占床，并且功能可以恢复的老年患者，如急性脑卒中、急性心肌梗死、意外骨折和急性呼吸系统疾病经治疗后的患者，还有手术后的部分老年患者。

2. 服务内容涵盖多个学科多种专业，由老年病多学科团队服务，以老年综合评估为基础，并根据评估结果制定个体化的医疗、康复和护理方案。

3. 服务目标是尽最大努力提升老年患者的功能自主独立性，使患者尽早回归家庭与社会。

4. 服务时限，一般6～8周，但在北美认为只要可以康复都属中期照护，时限可能更长。

5. 出院评估与患者去向的选择：康复出院；再次急性发作转回到急性期医院进行治疗；已为失能状态无法恢复则接受家庭、社区或机构的长期照护服务。

四、长期照料

老年长期照护服务是失能老年患者（包括失动、失智、失禁、失盲、失聪等）提供长期的以护理为主的照护服务。目标是满足那些患有各种疾病或失能的人对保健和日常生活的需求，内容包括从饮食起居照料到功能康复治疗服务。特点：专业化管理；持续时间长，以年计算；具有连续性，可以因病情变化需要及时转诊；医疗护理和生活照料相结合。

1. 长期照护服务内容

(1) 医疗护理服务：即帮助老人正确用药、实施留置管道的护理、进行居家康复训练、防止误吸和其他必要的康复护理服务。

(2) 个人卫生服务：即帮助失能老年人梳头、刮胡子、刷牙、洗澡和更换尿垫等。

(3) 营养服务：即膳食准备和帮助失能老年人进食。

(4) 日常活动服务：即帮助失能老年人上下床、穿脱衣服、散步、站立、上下楼梯、出行等。

(5) 家务服务：即帮助失能老年人购物、做饭、清洁、洗衣等。

(6) 社会服务：如协助参加一些集体社会活动。

2. WHO长期照料原则

(1) 体现个人和公共价值观念。

(2) 发挥政府和私立部门的作用和责任。

(3) 教育公众。

(4) 尊重照护者的责任、作用和权利。

(5) 鼓励非正式照护者。

(6) 保障基本条件：公平、受益范围、准入、卫生与社会保障和适宜的基础设施。

(7) 统筹长期照料资金。

(8) 技术支持。

(9) 研究、数据收集和分析。

3. WHO长期照料的目标

(1) 老人能够参与社区、社会和家庭活动。

(2) 有适宜的住房环境和辅助设施。

(3) 评估和评价社会照护和卫生保健状况。

(4) 有照护计划和实施人员。

(5) 制定目标降低风险减少进一步失能。

(6) 对精神、情感和心理提供支持。

(7) 提供舒缓治疗。

(8) 对家庭、亲友和其他照护者支持。

(9) 必要时进入专门机构实施照护。

(10) 由专业人员提供生活和医疗卫生支持和服务。

五、临终关怀

临终关怀是运用医学、护理学、社会学、心理学等多学科理论与实践知识为临终患者及其家属提供整体的照护（包括躯体、精神心理和社会行为等多个方面），使临终患者的生命得到尊重、症状得到控制、痛苦得到减轻、生命质量得到提高、家属的身心健康得到维护和增强，使患者在临终时能够坦然地、舒适地走完人生的最后旅程。需由多层面的专业与非专业人员组成的团队为患者提供服务。

临终关怀是近代医学领域中新兴的一门边缘性交叉学科，是社会的需求和人类文明发展的标志。为减轻患者及家属对"临终"字眼产生的心理压力，香港地区译为"善终服务"，台湾地区译为"安宁照顾"，大陆称为"安宁疗护服务"。

临终关怀的主要服务内容如下。

1. 为患者及其家属进行"死亡教育"，使其正确面对死亡。

2. 提供姑息治疗，尽力减轻患者的疼痛。

3. 提供原发病的对症治疗，医疗护理和日常生活护理服务。

4. 通过社会工作者、义工或临床心理学家等团队工作人员为患者提供心理支持和社会援助。

5. 为患者提供一个舒适的临终环境。

6. 为患者提供宗教信仰服务。

第三节　老年综合评估

老年人常罹患多种不能治愈的慢性疾病，除了常见的内科疾病如高血压、糖尿病、心脑血管疾病和肿瘤等，也有老年人特有的痴呆、骨质疏松、前列腺增生、营养不良等在其他人群中少见的疾病。老年人因疾病和衰老的影响常有不同程度的体能和智能障碍，对环境的依赖性和社会支持的需求更大。另外，多种疾病可引起共同的不良问题，即老年综合征，如跌倒、谵妄、焦虑、抑郁、营养不良、尿失禁、慢性疼痛等，严重影响老年人的生活质量，需要临床进行合理的干预。由于老年人个体差异大，需求不尽相同，为全面而个体化地对老年患者进行管理，需要我们进行老年综合评估。

一、背景

老年人受复杂的社会环境影响，随着躯体的衰老往往产生多种躯体问题，如多种慢性疾病共存、一种或几种老年综合征、日常功能损害、多药合用等，同时，也会伴随出现更多的心理问题如焦虑、抑郁及认知障碍如痴呆等。另外，老年人群对社会支持的依赖性也明显升高，越来越多的老年人处于独居环境、缺乏或无社会支持，甚至不乏遭遇家庭虐待者。因此，躯体、心理、社会三方面问题相互作用，共同影响老年人健康状况，增加了疾病的诊疗难度。以往的传统医学评估仅限于疾病本身，不能反映躯体功能、心理、社会问题，已满足不了老年人评估的需要，而老年综合评估正是一套全面的评估方法，可以更有效地发现老年人潜在的问题。

二、概念

老年综合评估（comprehensive geriatric assessment，CGA）是老年医学的核心技能，是一种多维度跨学科的诊断过程。是以老年患者为中心，全面关注与老年人健康和功能相关的所有问题，从疾病、体能、认知、心理、社会、经济、环境、愿望与需求等多个层面对老年患者进行全面评估，在确定其医疗、康复和护理目标的基础上，为患者制订出综合的治疗、康复、护理计划或随访计划，进而提供个体化的干预方案。

老年综合评估旨在最大限度地提高老年人的生活质量，不单纯是评估，也包括评估后的处理，实际上是多学科诊断和处理的整合过程。其不同于传统医学评估之处为，注重老年综合征的诊治，重视多重用药的甄别；通过智能量表、社会支持的评估反映社会服务需求；通过日常生活功能评估引导康复介入。改变传统医学以疾病为中心的医疗模式为以患者为中心；从评估疾病转变为医疗、功能、心理、社会的综合评估；从应用各种高新尖的仪器设备转变为适当检查治疗；从评估重点以疾病的诊疗为主转变为以躯体功能、生活质量为主。

三、老年综合评估发展史

20世纪30年代，英国Warren医生在综合医院率先使用老年评估，建立了一所700张床的疗养院，对很多"无救"老年人进行详细评估，并给予适当康复治疗，使多数老年人摆脱了卧床状态，1/3老年人康复出院。20世纪70年代，美国退伍军人医院住院老人应用CGA，之后建立了老年评估单元（GME），门诊老年人也逐渐开始应用CGA，老年人在入住养老机构前都要接受全面评估和康

复。1987年，美国国家健康研究院组织相关专家共同制定了CGA并作为一种老
年医学的新技术推广。

CGA经过80余年的发展，各种评估量表不断修订与完善，评估时间逐渐缩
短，目前已成为评估虚弱老年人整体健康的一种实用方法，也是老年医学有别于
其他学科的特色之处。现在CGA在全球已得到广泛的应用，对改善老年人生活
质量起了重要作用。我国人口老龄化进展迅速，老年医学快速发展，推广CGA
是我国老年医学发展的必由之路。

四、评估目标

1. 具体目标　及时发现患者潜在的功能缺陷；明确患者的医疗和护理需求；
制订可行的治疗干预策略；随访疗效和调整治疗计划；安排患者合理使用慢性长
期的医疗和护理服务。

2. 终极目标　改善虚弱老年人的躯体、功能、心理和社会等方面的问题。

3. 评估意义　以最低的成本，为老年人提供很多益处。包括提高诊断准确
性、降低病死率、提高生存率，改善日常生活功能及认知功能，减少医疗需求和
医疗费用，提高居家保健和社会服务利用度。

五、目标人群

有多种慢性疾病或老年综合征伴有不同程度功能损害的虚弱老年人。年龄＞
75岁，合并老年综合征、多种慢性疾病、功能障碍、服用多种药物、多次住院、
心理问题（焦虑、抑郁）或社会问题（独居、无社会支持、受虐）的老年人从
CGA中获益最多。

不适宜人群：患严重疾病（ICU、疾病晚期、重度痴呆、日常生活依赖者）
或健康少病老年人无法从CGA中获益。

六、评估时机

老年人情况发生变化时，如出现健康状况急骤恶化、功能衰退、居住环境改
变、哀伤或其他不寻常的应激事件、住院老人出院前均应行CGA。

七、评估人员

采用多学科小组方式，包括老年病医师、护师、药师、康复师、心理师、营养师、社会工作者，通过小组讨论共同制订干预目标，实现医疗资源共享及责任共担。高效的多学科小组的标志是讨论形式灵活，受时间、地点、人员的限制较小、小组成员之间互相尊重并能始终关注老年人的需求和愿望。多学科小组制订的治疗计划往往比单一专业人员更有效，而且也更适宜照顾老年人。

八、评估内容和方法

（一）医学评估

1. 疾病评估 通过采集完整病史、家族史、健康习惯、详尽的用药史，以及症状系统回顾、物理检查和实验室检查，可从患者整体出发，全面诊断和系统治疗老年人常见的多种急慢性疾病，可避免辗转多专科就诊，方便患者，节省资源；同时可避免某些老年常见的情况被漏诊或治疗不足，如骨质疏松、痴呆、前列腺增生等。

2. 老年问题/老年综合征评估 老年综合征是指老年人由于多种疾病或多种原因导致相同临床表现的症候群（如不能行走、跌倒、谵妄、尿失禁等），且不能确定发病部位，也无法用一个传统的病名概况，需要多方面评估才能真正解决老年人的健康问题。包括视力障碍、听力障碍、营养不良、肌少症、衰弱、疼痛、尿失禁、便秘、便失禁、压疮、多重用药、生命终末期质量差、医疗中断、老人受虐、物质滥用等。根据不同地点和评估对象的具体情况，选取的项目不同。不适当地评估过多项目会耗费时间和人力，患者也会疲乏。老年综合征是老年人患病的信号，出现后应及时诊疗，避免发展为失能，严重影响患者的生活质量。

老年综合征与传统综合征的区别在于老年综合征是多种病因导致同一临床表现，如痴呆、严重疾病、睡眠障碍、感觉损害、药物作用、增龄均可引起谵妄。而传统综合征是指一种病因引起多种临床表现，如皮质醇升高，可引起满月脸、水牛背、向心性肥胖、近端肌无力、皮肤变薄、骨质疏松等。

简易老年医学筛选评估见表1-2。

表1-2　简易老年医学筛选评估表（Moore，1996）

问题	评估方式	异常	处理方式
视力	1. 您从事日常活动（看电视、看书、开车）时，会因视力不佳而受影响吗？ 2. 视力量表检查（Shellen chart或Jaeger card）	回答：是 >20/40	专科检查
听力	1. 在患者侧方距耳朵15～30cm处轻声说话 2. 听力测量仪设定在40dB，测定1000Hz及2000Hz时的听力	听不到 任意一耳听不到其中的频率	耵聍栓塞否，若清除后仍听不到需专科检查
上肢功能	1. 双手举起放于头部后方 2. 拿起笔	无法完成	进一步关节检查考虑康复
下肢功能	要求患者执行下述动作并计时：从椅子起身，尽快往前走1m，再转身走回椅子，然后坐下	动作过程出现问题无法于15s内完成跌倒	平衡及步态评估考虑康复
尿失禁	1. 在过去1年中，您是否有不自主渗尿而弄湿裤子的情形？ 2. 不自主渗尿的总天数是否超过六天以上？	回答：是	尿失禁评估
营养	1. 过去半年间，您的体重是否有减轻>5%？ 2. 测量体重、身高、计算体重指数（BMI）	回答：是 BMI<18.5	营养评估
记忆	请患者记住3个名词，1min后再询问	无法说出3个名词	简易智能测验
抑郁症	您是否常觉得难过或忧郁？	回答：是	老年抑郁量表
活动能力	你执行下述活动是否有困难：费力活动（快走、骑脚踏车）、粗重的家务（如擦窗户或地板）、购物、洗澡或穿衣	回答：是	功能性评估康复评估环境评估

3. 多重用药（polypharmacy）　患者同时使用5或7种以上的药物，强调不

必要/不需要的药物。包括无指征用药、有指征但剂量不当，无证据证明为有效药物。

据统计，美国50%老年人用药超过5种，门诊患者通常2~4种，住院患者9~10种，最多36种，养老院患者2~10种。药物不良反应发生率和药物相互作用的发生风险随着药物使用数目的增加而升高。两种药物合用时药物相互作用发生的风险是6%，5种药物合用时风险升高到50%，8种以上药物合用时风险达到100%。多重用药导致药物不良反应发生率升高，依从性下降且消耗卫生资源。

多重用药的筛选：询问患者每天的用药是否超过5种？是否超过临床需要？如回答是，首先查看老年人所用的药物是否都是临床必需的？是否都是利大于弊？其次，查看这些药物是否安全，有无药物不良反应？有无药物-疾病相互作用？有无药物-药物相互作用？是否使用老年人不宜使用的药物？再次查看药物剂量是否恰当？肝、肾、认知功能损害和虚弱老年人必须减量，最后了解老年人依从性如何？

（二）功能评估

功能指老年人在躯体、心理和社会方面所表现出来的日常生活活动独立执行的能力，是老年人自身能力和支持这些能力的环境所综合的结果。包括身体、心理、认知、精神、社会、环境、经济等方面。

1. 自理能力　日常生活能力评估包括3个层面：个人基本日常生活活动能力（basic activity of daily living，BADL）、工具性日常生活活动能力（instrumental activity of daily living，IADL）和高级日常生活活动能力（advanced activity of daily living，AADL）。

(1) 基本日常生活活动能力：表示维持老年人基本生活所需的自我照顾能力，如穿衣、移动、洗漱、沐浴、如厕和进食等6项。可用巴氏量表（Barthel index）测定。最早受损为沐浴，最后受损为进食。

(2) 工具性日常生活活动能力：表示老年人独立在家生活所需具备的能力，如煮饭、购物、洗衣、做家务、使用交通工具、处理财务、打电话、自行服药等8项。可用Lawton量表测定。

(3) 高级日常生活活动能力：表示老年人完成家庭、社区和社会角色，以及参与运动、休闲、娱乐、职业的能力。通过询问患者的日常生活安排，发现其上述生活能力的变化。对于70岁以上的老年人的机动车驾驶能力的评估，是AADL的重要内容，日益得到重视。

通过评估日常生活能力，可将老年人依赖程度分成3级：Ⅰ级，无须他人帮助即可完成；Ⅱ级，在他人帮助下才能完成；Ⅲ级，即使他人的帮助也无法完成。

对老年人进行日常功能评估，目的在于指出其功能缺陷，可引起患者及家属的重视，进行必要的康复锻炼，建议提供相应的帮助或采取有效的替代措施，以最大限度地维持老年人生活自理能力。

为使老年人功能发挥到最佳状态，首先要医治可治性问题，其次建立一个支持老年人自主功能的最佳环境。如存在身体障碍和心理障碍而活动受限的老年人，要鼓励老年人学会照顾自己，好于照顾者代劳，因代劳使老年人依赖性增加，残存功能下降。鼓励患者树立积极地信念，即只要配合治疗，病情就会改善。

2. 移动/平衡能力　步态不稳和跌倒是常见的老年问题，每年有1/3居家老年人和1/2养老院老年人发生跌倒，10%～25%患者产生严重后果。跌倒可导致骨折、软组织或脑损伤甚至死亡。仔细的评估使接受干预的老年人获益。询问患者是否在近6～12个月中发生跌倒或撞倒其他物体（墙壁、椅子等），如果是，则进行移动/平衡能力评估。

移动能力通过起立-行走试验（timed get up and go test）进行评估。适用于能行走的老年人，行走不便者可用助步器。方法是让患者从椅子（46cm高）旁站起来走3m，然后转身走回坐在椅子上（共6m），观察患者坐姿的平衡度，坐位变直立位后移动情况，行走时步态和稳定度。任何一环节有问题，都提示患者移动能力较差。计时<10s表明患者可自由活动，<20s表明可独立活动，<30s提示患者轻度依赖，>30s提示患者重度依赖。>15s，需行Tinetti步态与平衡量表评估（表1-3）。

平衡能力通过Romberg试验、走直线步态（tandem gait）、前伸功能试验（functional reach test）进行评估。Romberg试验：让患者立正站好，分别观察于睁眼和闭眼时有无过度摇摆，区别小脑或本体感觉失调所致平衡障碍；走直线步态：让患者将一脚脚跟与另一脚脚尖走直线，观察有无不稳现象。前伸功能试验：患者一侧肩膀靠墙壁站直站稳，尽量将拳头前伸，往前伸＞15cm仍保持平衡，表明平衡能力佳。

表1-3　Tinetti步态与平衡量表即前庭平衡功能量表

	项目	总分	跌倒风险高	跌倒可能
步态测试	7	12		
平衡测试	9	16		
		28	＜19	19～24

注：每项0～2（3）分，0：损伤最大，2（3）：相当独立性

（三）心理评估

1. 认知功能　认知功能下降是老年人的常见问题，但常被认为是自然过程而未得到重视和诊治。痴呆、谵妄、抑郁、语言障碍、注意力不集中、文化水平低下均可引起认知功能下降。临床工作中需要鉴别是急性、波动性的认知功能下降还是慢性进展性认知功能损害。前者多为谵妄，多可以通过除去诱因使症状缓解，而后者多为痴呆，痴呆是老年人致残最重要的原因，发病率高，漏诊率可达50%以上。通过筛查和诊断，可以对由可逆性原因导致的痴呆进行干预治疗，另外尽管目前对退行性变导致的痴呆无治愈方法，也可以应用改善认知功能的药物控制症状，最大程度维持其功能，让患者有机会充分了解自己的病情，在尚有决策能力时做好生活中各项安排。

筛选量表有简易智能量表（mini-mental status examination，MMSE），可检测定向力、注意力、记忆力、计算书写能力、语言能力、组织能力共6大项，总分30分。根据文化水平不同，判断认知损害标准不同。文盲＜16分、小学文化＜21分、中学文化＜24分可认为存在认知能力下降。此量表敏感性较高，操作容易，因此是临床应用最广的认知筛查量表。

还有简易认知评价量表（mini-cognitive assessment，Mini-cog），先让患者听3个不相关的名词，然后做画钟试验（clock drawing test，CDT），让患者画一

个所有时点的钟面，用箭头标出8:20，11:10，最后复述3个名词。优点是快速，适用于门诊筛查，文化水平影响小。总分5分，0～2分，存在认知功能下降，3～5分正常。

另外还有简易智能状态评估问卷（short portable mental status questionnaire，SPMSQ），比MMSE简单、易记、方便、不需辅助器具。包括定向力、个人史、近记忆、计算力等10个问题，答错超过2题认为有认知损害。

2. 谵妄　谵妄是多种原因引起的急性、暂时性脑功能障碍。全身性疾病、颅内疾病、认知损害、睡眠障碍、手术、药物等均可诱发谵妄，表现为定向障碍、幻觉、烦躁、言语混乱、焦虑、妄想等脑功能障碍。谵妄发生率高，住院老年人有10%～30%患者出现过谵妄，而ICU患者更是高达70%～87%。谵妄使老年人并发症、死亡率升高，增加护理负担，延长住院时间，并增加了医疗费用，因此被视为内科急症，需及时识别。谵妄原因众多，有些是致命的，需要对因对症治疗才能缓解。目前筛查量表使用谵妄评估量表（confusion assessment method，CAM）。

3. 情感状态　老年人因罹患多种慢性疾病、功能残缺、社会参与度减少、家庭变故、角色转变等，抑郁症发生率很高。抑郁症相关的残障生存时间远远超过糖尿病、心脏病和癌症对人群的影响，对抑郁症的早期发现、诊断、预防和干预，可以尽可能避免或减少致残性和不良事件的发生。

可以先用简单问题筛查（PHQ-2），如筛查阳性，可以继续应用较详细的量表进行评估。常用老年抑郁量表（geriatric depression scale，GDS）进行自评，该量表采用是或否的回答，较其他量表更简单易行，患者容易理解。其他评估量表常用汉密尔顿抑郁量表（Hamilton rating scale for depression，HAMD），由医生评估，可信度更高。

（四）社会评估

1. 社会支持和经济状况评估　良好的社会支持系统和经济状况能增强老年人的适应和应对能力。通过评估，可了解患者的经济基础、家庭成员等社会支持状况，明确可以照顾和支持患者的人员，了解照料者的心理和经济负担情况，在患者及家庭经济和照料者体力承受范围之内制定个体化的治疗方案。

2. *居家环境评估*　老年人的功能是自身能力和外在环境共同决定的，因此必须重视老年人所处的环境。对于虚弱和有活动障碍的老年人，要重视环境安全性，使用居家环境安全评估量表进行评估。通过环境改造，如增加门宽度、设置坡度，方便轮椅出行，移除可能导致老年人跌倒的物品，如地毯，安装扶手、拉杆、升降马桶、防滑垫、电话、报警器等增加安全性。对于IADL有障碍的老年人，可以通过利用社会资源得到帮助，如定制医疗护理、送餐服务、卫生清洁、代购物品、代缴税款等，可维持独立生活的能力。

（五）生活质量评估

老年医学的重要目的之一是提高老年人的生活质量，评估有利于发现严重影响生活质量的问题，同时也是制订质量干预计划的依据。常用量表有欧洲五维生命质量量表（EuroQol-5 dimension，EQ-5D）、健康调查简表SF-36（the MOS item short form health survey，SF-36）等。

（六）愿望和需求评估

患者有无宗教或其他信仰，对健康有一定的影响。经常参加宗教活动者死亡率较低，住院中有牧师的关怀可提高治疗的信心。预立意愿对老年人医疗服务有重要影响。住院时应事先讨论老年人对医疗需求的总目标和选择，并选定代理人。如病情严重，应提前向患者或家属征询临终时是否接受有创抢救措施，如气管插管、气管切开、呼吸机等，以及费用和意义。目的在于尊重患者的知情权和自主权，帮助患者减轻痛苦，有尊严地离开，并合理利用医疗资源。

九、CGA 的实施流程

老年人问题是多方面的，且相互影响，要彻底评估一位老年人是费时费力的。为了使评估过程更有效，可以采用以下方法。

1. *少而精的多学科团队*　由老年科医师作为团队领导，按需邀请团队其他成员参与评估和干预，包括临床药师、营养师、心理师、康复师、社会工作者，每周固定时间组织团队讨论，团队成员间可实时沟通交流，更容易形成有效合理的建议。

2. *使用设计良好的问卷，在评估前填好*　可以节省时间，提高效率。

3. 选择合适的筛选工具　可选择临床应用广泛又相对简便、省时的量表。

4. 采用有利于上机的评估表格　便于进行数据分析，开展临床研究。

5. 个案管理与评价过程整合　评价过程中讨论个案管理方案，以便在一次评估过程中解决患者的老年问题。

(1) 寻找合适的患者：在老年人中筛选出能从CGA中获益者作为调查对象。获益人群有：年龄>75岁、多种慢性病、老年综合征、多药合用、反复住院、存在心理问题（抑郁、痴呆）、社会问题（独居、无社会支持、受虐）者。

(2) 收集资料：多学科小组制定调查问卷，医师进行调查获得的资料总结问题表，可随病情和诊断随时修改。问题表要超越传统疾病的诊断格式，包括：①短期或长期医疗诊断和问题，如急性疾病、慢性疾病的急性发作、亚急性疾病、慢性疾病、老年综合征；②影响ADL的症状及其危险因子（即使不是疾病诊断）；③社会状态、过去史；④需要积极干预或对将来处理有影响的因素（如独居）。

(3) 多学科小组讨论：主要对象为具有复杂问题或可能有ADL功能退化的高危老年人。会诊目的：①明确目前的健康问题，重点针对影响预后的因素，寻找出可治性问题并加以干预，尽可能减少漏诊。②拟定一个合理可行综合的防治方案，包括药物、饮食、运动、康复、心理、环境、社会等，避免不同专业的治疗重复和冲突；优先安排主要措施，即短期内明显见效的治疗方法，方法务必切实、可行。③明确治疗目标。④判断预后。

(4) 防治计划实施：根据拟定的防治计划，各专业人员进行相关治疗。医务人员的耐心指导、患者积极参与、家属支持与监督是获得疗效的关键。

(5) 追踪随访：根据老年人问题的程度、治疗方式、预期恢复情况制定随访时间与细节。随访时如患者无法达到预期目标，要分析原因、调整目标；如超过预期目标，应调高目标或提前结束随访。

综上所述，CGA是老年医学的核心技术，从目前国内外的研究表明，老年综合评估具有积极的作用。通过多学科合作诊疗干预，使老年患者最大程度地维持功能，提高生活质量。全人管理、重视功能，是CGA的宗旨，也体现了老年医学的理念。在应用高精尖的医疗手段之前，先行老年综合评估，也会及时发现患者潜在问题，避免恶性并发症的发生。随着对老年医学理念的广泛认同和发展，老年综合评估在传统医学向社会医学心理模式转变过程中必将发挥更大的作用。常用评估量表如下（表1-4～表1-19）。

表1-4 日常生活活动功能评估

日常生活能力（ADL）

如厕（□能独立上厕所 1；□需人提醒、偶有失禁 0；□有大便或小便失禁、每周大于1次）

进食（□能自己独立吃饭 1；□进餐时经常需要别人帮助 0；□不能自己进食）

穿衣（□能自己穿衣、脱衣、并挑选衣服 1；□经常需要帮助穿衣、脱衣，对别人帮助能配合 0；□完全不能穿衣，且对别人帮助不能配合）

洗澡（□能独立洗澡 1；□仅能洗脸和手、身体其他部位需要别人帮助 0；□不能自己洗澡或不能配合他人帮助）；

梳洗（□能独立保持自我整洁和穿着得体1；□需要他人部分帮助以保持整洁 0；□完全需要他人帮助或不能配合他人帮助）

行走（□能去远处的地方1；□只能在附近小区或地区活动0；□行走需别人帮助或坐轮椅，或者不能行走）

病前得分：   目前得分：

表1-5 工具性日常生活活动能力评估

使用器械日常生活能力（IADL）

使用交通工具（□能独立坐公车或打车 1；□在他人帮助下坐公车 1；□仅在他人陪伴下打车或从不离开家 0）；

做饭（□自理-包括自己准备原料 1；□需别人准备原料自己能做饭 0；□需别人准备、做饭）

服药（□能在正确时间服用正确剂量 1；□需别人把药准备好自己服用 0；□不能自己服药）；

洗衣（□能洗自己所有的衣物 1；□洗小的衣物；漂洗短袜以及长筒袜等；1 □所有衣物必须由别人洗 0）

打电话（□能接能打 1；□能接能拨熟悉的电话号或能接不能拨；1 □不能用电话 0）；

理财（□能独立处理财务包括银行业务 1；□能自己购物但在银行需有人帮助 1；□不能管钱 0）

购物（□能独立购买所有东西 1；□能独立买小的东西 0；□购物需由人陪同或不能自己购物）

做家务（□能做各种家务或能做轻的家务 1，□能做轻的家务但做得不好或需要人帮助 1，□不能做家务 0）

病前得分：   目前得分：

表1-6 平衡与步态评估

起立-行走试验

次数	时间（秒）	评分	助行具	备注
1			无/单脚拐/四脚拐/助行架	
2			无/单脚拐/四脚拐/助行架	

五次起坐试验

时间（秒）：

平衡试验

时间（秒）： 全足距 半足距 双足并拢

表1-7 简易智能评估

简易智能评估量表（MMSE）				
检查的功能项目	序号	评估项目	评分方法	得分
时间定向力	1	今天是哪一年	答对1分，答错或拒答0分	
	2	现在是什么季节	同上	
	3	现在是几月份	同上	
	4	今天是几号	同上	
	5	今天是星期几	同上	
地点定向力	6	这是什么城市（名）	同上	
	7	这是什么区（城区名）	同上	
	8	这是什么医院（医院名或者胡同名）	同上	
	9	这是第几层楼	同上	
	10	这是什么地方（地址、门牌号）	同上	

现在我告诉您三种东西的名称，我说完后请您重复一遍。请您记住这三种东西：树木、钟表和汽车，过一会儿我还要问您（请说清楚，每样东西一秒钟）				
记忆力	11	复述：树木	同上	
	12	复述：钟表	同上	
	13	复述：汽车	同上	
现在请你算一算，从100中减去7，然后从所得的数算下去，请您将每减一个7后的答案告诉我，直到我说"停"为止				
注意力和计算力	14	计算100−7	答93给1分，否则为0分	
	15	计算93−7	答86给1分，否则为0分	
	16	计算86−7	答79给1分，否则为0分	
	17	计算79−7	答72给1分，否则为0分	
	18	计算72−7	答65给1分，否则为0分	
	如前一项计算错误，但在错误得数基础上减7正确者，仍给相应得分			
回忆力	现在请您说出刚才我让您记住的是哪三种东西？			
	19	回忆：树木	答对1分，答错或拒答0分	
	20	回忆：钟表	同上	
	21	回忆：汽车	同上	
语言能力	22	检查者出示手表问受试者这是什么？	同上	
	23	检查者出示铅笔问受试者这是什么？	同上	
	24	请您跟我说"四十四只石狮子"	同上	
	25	检查者给受试者一张卡片，上面写着"请您闭上眼睛"请您念一念这句话，并按上面的意思去做	能正确说出并做到1分，不正确说出，也不能做到0分	
	我给您一张纸请您按我说的去做，现在开始："用右手拿着这张纸，用两只手将它对折起来，放在您的左腿上。"			

续　表

	26	用右手拿着这张纸	正确给1分，错误给0分	
	27	用两只手将纸对折	能对折1分，不能为0分	
	28	将纸放在左腿上	放对给1分，否则为0分	
语言能力	29	请您写一个完整的句子	能正确写出1分，否则0分	
	30	请您照着下面图案样子把它画下来： _____	正常为1分，错误为0分	
总分：				
评价标准（满分30）				
正常与不正常的分界值与受教育程度有关；文盲（未受教育）组17分；小学（受教育年限≤6年）组20分；中学或以上（受教育年限>6年）组24分；分界值以下为有认知功能缺陷，以上为正常				

表1-8　老年焦虑评估

焦虑自评量表（SAS）						
提示：每题按过去1周内症状出现的频度分四个等级：0=没有或很少时间；1=小部分时间；2=相当多时间；3=绝大部分或全部时间						
序号	评估内容	自评选项				得分
1	我觉得比平时容易紧张和着急	0	1	2	3	□
2	我无缘无故地感到害怕（恐惧）	0	1	2	3	□
3	我容易心里烦乱或觉得惊恐（惊恐）	0	1	2	3	□
4	我觉得我可能将要发疯（发疯感）	0	1	2	3	□
5	我觉得一切都很好，也不会发生什么不幸（不幸预感）	3	2	1	0	□
6	我手脚发抖打战（手足颤抖）	0	1	2	3	□
7	我因为头痛、颈痛和背痛而苦恼（躯体疼痛）	0	1	2	3	□
8	我感觉容易衰弱和疲乏（乏力）	0	1	2	3	□

序号	评估内容	自评选项				得分
9	我觉得心平气和，并且容易安静坐着（静坐不能）	3	2	1	0	☐
10	我觉得心跳很快（心悸）	0	1	2	3	☐
11	我因为一阵阵头晕而苦恼（头晕）	0	1	2	3	☐
12	我有晕倒发作或觉得要晕倒似的（晕厥感）	0	1	2	3	☐
13	我呼气吸气都感觉到不通畅（呼吸困难）	3	2	1	0	☐
14	我手脚麻木和刺痛（手足刺痛）	0	1	2	3	☐
15	我因为胃痛和消化不良而苦恼（胃痛或消化不良）	0	1	2	3	☐
16	我常常要小便（尿频）	0	1	2	3	☐
17	我的手常常是干燥温暖的（多汗）	3	2	1	0	☐
18	我脸红发热（面部潮红）	0	1	2	3	☐
19	我容易入睡并且一夜睡得很好（睡眠障碍）	3	2	1	0	☐
20	我做噩梦（噩梦）	0	1	2	3	☐
总 分						☐

备注：①20个条目中有15项是负性词陈述的，按1～4顺序评分，其余5项（第5、9、13、17、19项）是用正性词陈述的，按4～1顺序反向计分；②SAS的主要统计指标为总分，将20个项目的各个得分相加，即得粗分；用粗分乘以1.25以后取整数部分，就得到标准分，或者可以查表作相同的转换；③按照中国常模结果，SAS标准分的分界值为50分，其中50～59分为轻度焦虑，60～69分为中度焦虑，69分以上为重度焦虑

表1-9 老年抑郁评估

老年抑郁量表（GDS-15）			
项目	评分标准		得分
	1	0	☐
1.基本上，您对您的生活满意吗？	否	是	☐
2.您是否常感到厌烦？	是	否	☐
3.您是否常常感到无论做什么都没有用？	是	否	☐
4.您是否比较喜欢在家里而比较不喜欢外出或及不喜欢做新的事？	是	否	☐

项目	评分标准		得分
	1	0	□
5.您是否感到您现在生活得没有价值？	是	否	□
得分≥2异常			
6.您是否减少很多活动和嗜好？	是	否	□
7.您是否觉得您的生活很空虚？	是	否	□
8.您是否大部分时间精神都很好？	否	是	□
9.您是否害怕将有不幸的事情发生在您的身上？	是	否	□
10.您是否大部分时间都感到快乐？	否	是	□
11.您是否觉得您比大多数人有较多记忆的问题？	是	否	□
12.您是否觉得"现在还能活着"是很好的事情？	否	是	□
13.您是否觉得精力充沛？	否	是	□
14.您是否觉得您现在的情况是没有希望？	是	否	□
15.您是否觉得大部分人都比您幸福？	是	否	□
总　分（满分15分）			□
评价标准：1～4分：不考虑抑郁；5～9分：可能抑郁症；≥10分：抑郁症			

表 1-10　老年谵妄评估

老年谵妄的评估（CAM）				
序号	评估项目	评估内容	评分标准	得分
1	急性	1a：与平常相比较，是否有任何证据显示患者精神状态产生急性变化？	0=否　1=是	□
		1b：这些不正确的行为是否在一天中呈现波动状态？症状来来去去或严重程度起起落落	0=否　1=是	□
2	注意力不集中	患者是否集中注意力有困难？例如容易分心或无法接续刚刚说过的话？	0=否　1=是	□

序号	评估项目	评估内容	评分标准	得分
3	思考缺乏组织	患者是否思考缺乏组织或不连贯？如杂乱或答非所问的对话，不清楚或不合逻辑的想法，或无预期的从一个主题跳到另一个主题	0=否　1=是	□
4	意识状态改变	整体而言，您认为患者的意识状态为过度警觉，嗜睡木僵或昏迷	0=否　1=是	□
总　分				□
评价标准：1a+1b+2皆为"是"，且3或4任何一项为"是"，即为谵妄				

表1-11　跌倒风险评估

跌倒风险评估工具2（FRA-2）			
检查项目	跌倒风险筛查评估	分　值	得分
1.跌倒史	患者以跌倒入院或入院后发生过跌倒？如没有，近两个月有无跌倒？	是=6	□
2.精神状态	患者意识错乱？（如不能做决定、思维混乱、记忆力障碍） 患者定向力障碍？（如认识缺乏、时间地点或人鉴别障碍） 患者焦虑？（如害怕、易感动、多动或焦虑）	是=14	□
3.视力	患者需要不间断戴眼镜	是=1	□
	患者报告视物模糊？		□
	患者由青光眼、白内障或黄斑变性？		□
4.如厕	排尿有无变化？（例如频率、失禁、遗尿）	是=2	□
5.转位分数（TS）（从床到椅的移动方式）	不能——不能维持坐姿；需机械搀扶 0	如果为0~3分，成绩取7；	□
	大帮助——需要一个技术人员帮助或两个正常人 1		□
	小帮助——需一个人帮助或监视 2		□
	独立——使用辅助设备能独立移动 3		□

检查项目	跌倒风险筛查评估	分　值		得分
6.运动得分	不能运动	0	如果为4～6分,成绩取0	☐
	借助轮椅	1		☐
	需要一人帮助（语言或体力上）	2		☐
	独立（但可使用辅助器械如手杖等）	3		☐
总　　分				☐
评价标准：0～5分：低风险；6～16分：中等风险；17～30分：高度风险				

表1-12　尿失禁评估

国际尿失禁咨询委员会尿失禁问卷简表（ICI-Q-SF）				
序号	评估项目	评估内容	评分	得分
1	出生日期	年　　月　　日	☐	☐
2	性别	男　　女	☐	☐
3	您溢尿的次数？	从来不溢尿	0	☐
		1周大约溢尿1次或经常不到1次	1	
		1周溢尿2-3次	2	
		每天大约溢尿1次	3	
		一天溢尿数次	4	
		一直溢尿	5	
4	在通常情况下，您的溢尿量是多少（不管您是否使用了防护用品）	不溢尿	0	☐
		少量溢尿	2	
		中等量溢尿	4	
		大量溢尿	6	
5	总体上看，溢尿对您日常生活影响程度如何？	请在0（表示没有影响）-10（表示有很大影响）之间的某个数字上画圈	0～10	☐

序号	评估项目	评估内容	评分	得分
6	什么时候发生溢尿（请在与您情况相符合的空格画√）	从不溢尿	☐	☐
		在睡着时溢尿	☐	☐
		在活动或体育运动时溢尿	☐	☐
		在没有明显理由的情况下溢尿	☐	☐
		未能到达厕所就会有尿液溢出	☐	☐
		在咳嗽或打喷嚏时溢尿	☐	☐
		在排尿完和穿好衣服时溢尿	☐	☐
		在所有时间内溢尿	☐	☐
总　　分：				☐
ICI-Q-SF评分：把第3～5个问题的分数相加为总分				
评价标准：0分：无症状，不需要任何处理；1～7分：轻度尿失禁，不需要佩戴尿垫，到尿失禁咨询门诊就诊或电话咨询尿失禁咨询康复师进行自控训练；8～14分：中度尿失禁，需要佩戴尿垫，到尿失禁门诊就诊进行物理治疗或住院手术治疗；15～21分：重度尿失禁，严重影响正常生活和社交活动分，到专科医院或者老年医院治疗				

表1-13　压疮风险评估

皮肤危险因子评估表（Braden Scale）					
序号	评估项目	评分内容及评分标准			得分
		1	2	3	4	
1	意识状况	完全昏迷	昏迷但对痛有反应	清醒但部分感官受损	清醒正常	☐
2	清洁状况	失禁潮湿	失禁，更换每天≤3次	失禁，每次更换	干燥、干净	☐
3	移动能力	完全限制不动	大部分不动	部分限制	没有限制	☐
4	活动能力	绝对卧床	仅限坐姿（轮椅）	经常下床	自由下床	☐
5	饮食状况	禁食	摄取量少1200cal/d	特殊治疗饮食如TPN、NG feeding	摄取量=需要量	☐

续　表

序号	评估项目	评分内容及评分标准				得分
		1	2	3	4	
6	摩擦力和剪力	有问题	潜在性问题	没问题	☐	☐
总　　分（6~23分）						☐

评价标准：≥16分：每日皮肤评估一次；15~12分：2小时翻身一次+皮肤评估；≤11分：2小时翻身一次+皮肤评估+气垫床

表1-14　营养评估

mini营养评估（MNA）			
序号	筛查项目	评分方法	得分
1	在过去的3个月由于食欲下降，消化系统问题，咀嚼或吞咽困难，使食物摄入减少吗？	0=严重的食物摄入减少 1=中度的食物摄入减少 2=食物摄入无改变	☐
2	在最近的3个月中有体重减轻	0=体重减轻>3kg 1=不知道 2=体重减轻1~3kg 3=无体重减轻	☐
3	移动	0=只能在床或椅子上活动 1=能离开床或椅子，但不能外出 2=可以外出	☐
4	在过去的3个月中，遭受心理压力或急性疾病	0=是 2=否	☐
5	神经心理问题	0=严重的精神紊乱或抑郁 1=中等程度的精神紊乱 2=无神经心理问题	☐

序号	筛查项目	评分方法		得分
6	体质指数（BMI）（kg/m²）	0=BMI＜19		□
		1=19≤BMI＜21		
		2=21≤BMI＜23		
		3=BMI≥23		
	筛查分数（总分：14分）：≥12分，正常-无危险，不需要完成评估；≤11分，可能有营养不良，继续进行评估；≤7分营养不良			
7	生活独立（不住在护理院或医院）	0=否		□
		1=是		
8	每日服用3种以上的处方药	0=是		□
		1=否		
9	压伤或皮肤溃疡	0=有		□
		1=否		
10	患者每日进几餐	0=1餐		□
		1=2餐		
		2=3餐		
11	选择摄入蛋白质的消耗量			□
	每日至少进食（牛奶、酸奶）中的一种（是，否）	0.0=选择0或1个是		
	每周进食两种以上的豆类或蛋类（是、否）	0.5=选择2个是		
	每日进食肉、鱼或禽类（是、否）	1.0=选择3个是		
12	每日食用2种以上的水果或蔬菜	0=否		□
		1=是		
13	每日进食液体情况（水、果汁、咖啡、茶、奶等）	0.0=至少3杯		□
		0.5=3～5杯		
		1.0=超过5杯		

序号	筛查项目	评分方法	得分
14	进食的方式	0=必须在帮助下进食	□
		1=独自进食但有些困难	
		2=独自进食无任何问题	
15	对自己营养状况的认识	0=认为自己有营养不良	□
		1=对自己的营养状况不确定	
		2=认为自己没有营养问题	
16	患者认为与其他的同龄人相比自己的健康状况如何	0.0=不好	□
		0.5=不知道	
		1.0=一样好	
		2.0=更好	
17	上臂围MAC（cm）	0.0=MAC＜21	□
		0.5=21≤MAC＜22	
		1.0=MAC≥22	
18	小腿围CC（cm）	0=CC＜31	□
		1=CC≥31	
19	清蛋白ALB（g/L）	0.0=ALB＜21　严重缺乏	□
		0.5=21≤ALB＜28 中度缺乏	
		1.0=28≤ALB＜35 轻度缺乏	
		2.0=ALB≥35　正常	
20	三头肌皮褶厚度（mm） 男性8.3mm 女性15.3mm	0.0=＜60%　严重亏损	□
		0.5=60%～80%　中度亏损	
		1.0=80%～90%　轻度亏损	
		2.0=＞90%　正常	
总　　分（满分34分）			□
结果评价≥23.5分：无营养不良；17～23.5分：有营养不良的危险；＜17分：营养不良			

表1-15 慢性疼痛评估

老年慢性疼痛的评估（数值评估等量尺，NRS）							
0							10
不痛							想象中最严重的痛
疼痛部位	分数						
	日期		日期		日期		
		/10		/10		/10	
		/10		/10		/10	
		/10		/10		/10	

表1-16 衰弱评估

	项　目　是　否	评分标准			评定得分
1	您感到疲劳吗？	1分	0分		
2	您能上一层楼梯吗？	0分	1分		
3	您能走一个街区的距离吗？	0分	1分		
4	您患有5种以上的疾病吗？	1分	0分		
5	您最近1年内体重下降超过5%吗？	1分	0分		
评定总得分					
评价标准		0分：强壮　1~2分：衰弱前期　3~5分：衰弱			
评定结果		强壮□　衰弱前期□　衰弱□			

表 1-17　社会环境评估

居家安全评估量表

项　目 是 否		评分标准			评定得分
1	是否有人陪住？	1分	0分		
2	浴室、厕所是否有扶手？	1分	0分		
3	厨房是否安装电话与报警装置？	1分	0分		
4	室内灯光是否适宜？	1分	0分		
5	室内地面是否有防滑设施？	1分	0分		
评定总得分					
评价标准		5分：安全　3～4分：欠安全　≤2分不安全			
评定结果		安全□　欠安全□　不安全□			
备注		只在出院时作出评定			

表 1-18　社会经济状况评估

社会支持评定简表			
序号	评估项目	评分标准	得分
1	您有多少关系密切、可以得到支持和帮助的朋友？	0=1个也没有 1=1～2个 2=3个以上	□
2	近1年来您	0=远离他人，且独居一室 1=住处经常变动，多数时间不和家人住在一起 2=和家人住在一起	□
3	您遇到烦恼时的求助方式	0=只靠自己 1=有时请求别人帮助 2=有困难时经常向家人、亲友、组织求援	□

序号	评估项目	评分标准	得分
4	周围的人是否有打骂您的现象发生？	0=是	☐
		1=否	
总 分：			☐
评价标准（满分7分）：＜3分，较少支持；3～5分，一般支持；＞5分，满意支持			

老年经济状况评估量表			
序号	评估项目	评分标准	得分
1	您是否有固定收入？	1=是	☐
		0=否	☐
2	您的医疗费用是否可有其他人来支付？	1=是	☐
		0=否	☐
3	您的钱是否能满足您的一般需求？	1=是	☐
		0=否	☐
得 分			☐
评价标准（满分3分）：＜2分，较差；2分，一般；3分，良好			

表 1-19 生活质量评估

生活质量测定量表简表（SF-36）

请阅读每一个问题，根据您的感觉，选择最适合您情况的答案	
1	（G1）您怎样评价您的生活质量？ 1=很差 2=差 3=不好也不差 4=好 5=很好
2	（G4）您对自己的健康状况满意吗？ 1=很不满意 2=不满意 3=既非满意也非不满意 4=满意 5=很满意
下面的问题是关于最近两周您经历某些事情的感觉	
3	（F1.4）您觉得疼痛妨碍您去做自己需要做的事情吗？ 1=根本不妨碍 2=很少妨碍 3=一般妨碍 4=比较妨碍 5=极妨碍

4	（F11.3）您需要依靠医疗的帮助进行日常生活吗？ 1=根本不需要　2=很少需要　3=一般需要　4=比较需要　5=极需要
5	（F4.1）您觉得生活有乐趣吗？ 1=根本没乐趣　2=很少有乐趣　3=一般有乐趣　4=比较有乐趣　5=极有乐趣
6	（F24.2）您觉得自己的生活有意义吗？ 1=根本没意义　2=很少有意义　3=一般有意义　4=比较有意义　5=极有意义
7	（F5.3）您能集中注意力吗？ 1=根本不能　2=很少能　3=一般能　4=比较能　5=极能
8	（F16.1）日常生活中您觉得安全吗？ 1=根本不安全　2=很少安全　3=一般安全　4=比较安全　5=极安全
9	（F22.1）您的生活环境对健康好吗？ 1=根本不好　2=很少好　3=一般好　4=比较好　5=极好
	下面的问题是关于最近两周您做某些事情的能力？
10	（F2.1）您有充沛的精力去应付日常生活吗？ 1=根本没精力　2=很少有精力　3=一般　4=多数有精力　5=完全有精力
11	（F7.1）您认为自己的外形过得去吗？ 1=根本过不去　2=很少过得去　3=一般　4=多数过得去　5=完全过得去
12	（F18.1）您的钱够用吗？ 1=根本不够用　2=很少够用　3=一般　4=多数够用　5=完全够用
13	（F20.1）在日常生活中您需要的信息都齐备吗？ 1=根本不齐备　2=很少齐备　3=一般　4=多数齐备　5=完全齐备
14	（F21.1）您有机会进行休闲活动吗？ 1=根本没机会　2=很少有机会　3=一般　4=多数有机会　5=完全有机会
15	（F9.1）您行动的能力如何？ 1=很差　2=差　3=不好也不差　4=好　5=很好
	下面的问题是关于最近两周您对自己日常生活各个方面的满意程度
16	（F3.3）您对自己的睡眠情况满意吗？ 1=很不满意　2=不满意　3=既非满意也非不满意　4=满意　5=很满意
17	（F10.3）您对自己做日常生活事情的能力满意吗？ 1=很不满意　2=不满意　3=既非满意也非不满意　4=满意　5=很满意

18	（F12.4）您对自己的工作能力满意吗？ 1=很不满意　2=不满意　3=既非满意也非不满意　4=满意　5=很满意
19	（F6.3）您对自己满意吗？ 1=很不满意　2=不满意　3=既非满意也非不满意　4=满意　5=很满意
20	（F13.3）您对自己的人际关系满意吗？ 1=很不满意　2=不满意　3=既非满意也非不满意　4=满意　5=很满意
21	（F15.3）您对自己的性生活满意吗？ 1=很不满意　2=不满意　3=既非满意也非不满意　4=满意　5=很满意
22	（F14.4）您对自己从朋友那里得到的支持满意吗？ 1=很不满意　2=不满意　3=既非满意也非不满意　4=满意　5=很满意
23	（F17.3）您对自己居住地的条件满意吗？ 1=很不满意　2=不满意　3=既非满意也非不满意　4=满意　5=很满意
24	（F19.3）您对得到卫生保健服务的方便程度满意吗？ 1=很不满意　2=不满意　3=既非满意也非不满意　4=满意　5=很满意
25	（F23.3）您对自己的交通情况满意吗？ 1=很不满意　2=不满意　3=既非满意也非不满意　4=满意　5=很满意
	下面的问题是关于最近两周来您经历某些事情的频繁程度
26	（F8.1）您有消极感受吗？（如情绪低落、绝望、焦虑、忧郁） 1=没有　2=偶尔有　3=时有时无　4=经常有　5=总是有　此外，还有三个问题
27	家庭摩擦影响您的生活吗？ 1=根本不　2=很少　3=一般　4=比较大　5=极大
28	您的食欲怎样吗？ 1=很差　2=差　3=不好也不差　4=好　5=很好
29	如果让您综合以上各方面（生理健康、心理健康、社会关系和周围环境等方面）给自己的生存质量打一个总分，您打多少分？（满分为100分）　　　　　　分
30	您是在别人的帮助下填完这份调查表的吗？　　　　是　　　否
31	您花了多少时间来填完这份调查表？　　　　　（　　　）分钟
	评价员签名：

第2章　老年综合征管理

第一节　跌　倒

一、跌倒的定义

跌倒是指突发、不自主的、非故意的体位改变，倒在地上或更低的平面上。按照国际疾病分类（ICD-10）对跌倒的分类，跌倒包括以下两类：①从一个平面至另一个平面的跌落；②同一平面的跌倒。老年跌倒是多因素导致的一种老年综合征。

二、跌倒的流行病学

跌倒严重影响老年人的健康水平、功能状况和生活质量，甚至危及生命，已经成为严重的公共卫生问题；社区老年人35%～40%每年至少跌倒一次，其中10%反复跌倒，超过30%跌倒相关损伤需要治疗，10%～15%造成头部、骨关节和软组织损伤，危害最大的是髋部骨折，约50%无法恢复原有的独立生活和居住状态，生活质量明显下降，约25% 6个月内死亡；跌倒后即使没有身体损伤，20%～55%由于害怕跌倒、丧失信心、恐惧等引起活动能力下降、活动范围受限、生活质量下降；住院患者发生跌倒是最高的或前三位医院内不良事件。

目前，我国有老年人1.3亿，每年至少有2000万人发生2500万次跌倒，直接医疗费用在50亿元以上，社会代价为160亿～180亿元；1996年WHO统计年鉴中，我国60岁以上人群跌倒死亡率位居前列，医院伤害急症中跌倒占41.2%，居伤害原因的第3位；北京城市社区调查显示，跌倒发生率为18.0%，是老年人伤害的首位死因。

三、跌倒的相关因素

老年患者很容易发生跌倒而受到伤害，其主要原因有以下几种。

1. 生理因素

(1) 步态和平衡功能：步态稳定性下降和平衡功能受损是引发老年人跌倒的主要原因。步态的步高、步长、连续性、直线性、平稳性与老年人跌倒危险性密切相关。老年人步态的特点是下肢肌肉收缩力下降，脚跟着地，踝、膝屈曲动作缓慢，伸髋不充分，导致行走缓慢，步幅变短，行走不连续，脚不能抬高到一个合适的高度，引发跌倒的危险性增加。另一方面，老年人中枢控制能力下降，对比感觉降低，摇摆较大，反应能力下降、反应时间延长，平衡能力、协同运动能力下降，使跌倒危险性增加。

(2) 感觉系统：感觉系统包括视觉、听觉、触觉、前庭及本体感觉，传入中枢神经系统的信息直接影响机体的平衡功能。老年人常表现为视力、视觉分辨率、视觉的空间/深度感及视敏度下降，触觉下降，传导性听力损失、老年性聋，以及踝关节的躯体震动感及踝反射、趾关节的位置觉下降，均可导致平衡能力降低。

(3) 骨骼肌肉系统：老年人骨骼、关节、韧带及肌肉的结构、功能损害、退化是引发跌倒的常见原因。尤其是股四头肌力量下降和骨质疏松使跌倒导致的髋部骨折危险性增加。

2. 环境因素 包括周围环境的危险、无序和老年人对环境的适应性较差。老年人跌倒意外中50%与外周环境密切相关。室内照明不足、床和家具高度不合适、日常用品摆放不当、卫生间无扶栏把手、光滑的室内装潢和地面，步行途中过多障碍物，过道和楼梯照明不足、台阶过高，室外路面湿滑、不平坦，以及不适合的鞋子和助行器均会增加老年人跌倒的危险性。另外，老年人是否独居，以及与社会的联系程度与交往都会影响老年人跌倒的发生率。

3. 病理因素 神经系统疾病，脑血管意外、帕金森病、小脑病变、前庭疾病、外周神经病变；心血管疾病，体位性低血压、椎动脉供血不足，认知障碍，痴呆，尤其是阿尔茨海默型和抑郁型；眼部疾病：白内障、青光眼、黄斑变性、偏盲；其他如风湿病、骨质疏松，足部疾病，贫血、脱水、电解质紊乱等。

4. 药物因素 精神类药物，抗抑郁药、抗焦虑药、催眠药、抗惊厥药、镇静药；心血管药物，降血压药、利尿药、血管扩张药；其他，降血糖药、非甾体类、止痛药、多巴胺类、抗帕金森病药等药物。

5. 心理因素　沮丧、抑郁、焦虑、情绪不佳，以及害怕跌倒的心理状态及由此导致与社会的距离，均会增加老年人跌倒的危险性。

四、跌倒的评估

1. 病史　老年人跌倒的内在危险因素主要包括疾病、年龄、认知缺损、心理因素、平衡能力下降、身体活动能力下降、视听能力障碍，以及使用镇静催眠药、精神兴奋或抑制药、抗惊厥、抗高血压药不当等。外在的因素主要是环境问题，包括光线不足、房间小、房间摆设不合理、地面不防滑、不平整及楼梯、厕所、浴室设施不合格等。

2. 体格检查　四肢检查尤其应注意关节、脚有无变形和活动范围有无受损。

3. 步态和平衡功能检查　在标准步态评估中，步伐开始的情况，步速、步幅的宽度，跨步的长度，走动的路线，手臂的摆动，躯干的情况，转身的质量都要记录。平衡功能检查则是需要完成一组或多组动作，通过姿态的稳定性来评估骨骼肌肉的功能，目前最常见的筛选方法为起立和行走试验及功能性伸展测试。

五、老年人跌倒危险的测评方法和评定工具

（一）步态和平衡功能的测评方法

1. 活动步态指数（the dynamic gait index，DGI）　由Shumway Cook研制，用于评估受试者调整步态变化的能力；要求受试者测试8种不同的步态；每种步态得分0～3分，分别代表差到优良4个等级的评分，总分0～24分，得分越高提示平衡功能越好；得分<18分提示跌倒的危险性增高。

2. 功能性伸展测试（functional reach test，FRT）　由Duncan研制，用于测试体位控制能力与静态平衡功能；受试者手臂前伸的最大距离（直立、肩前屈90°）<18cm（7英寸）提示移动功能受限；可在5min内完成。30%～36%的老年人由于认知功能障碍而不能进行计时起立行走测试和功能性伸展试验。

3. 多方向伸展测试（multi-directional reach test，MDRT）　该测试是一种简便、有效的测量四个方向（前、后、左、右）稳定性的评测方法。与Berg平衡量

表有很好的正相关，与计时起立行走试验有很好的负相关。

4. Berg平衡量表（Berg balance scale，BBS）　该量表用于测评平衡与移动功能，15～20min可完成。包括14项日常生活测试项目；每项5级评分（0～4分），0分为不能完成，4分为独立完成，总分56分，得分越高，提示平衡功能越好；BBS评分<45分提示有跌倒可能。BBS是目前应用较广泛的量表之一。

5. 单腿平衡测试（one-leg balance test）　受试者分别在睁眼和闭眼时单腿站立并保持平衡5s。该测试简便而易于操作，能够反映测试者在日常生活中的体位、步态变化，但不能预测所有的跌倒事件。有研究显示，该测试敏感性36%，特异性76%，阳性预测值为31%。

6. 平衡功能自我感觉测试（balance self-perceptions test，BSPT）　用于测定受试者对平衡程度的感知，以及跌倒风险对日常生活干扰的认识；受试者要被问及他们在行使12项可量化的基本日常活动时是否会失去平衡的信心。自我评估得分为0～60分，得分越高提示被测试者的日常生活越不受害怕跌倒心理的影响。

（二）体能测评方法

1. 身体能力测试（physical performance test，PPT）　对受试者躯体多方面功能的直接测评；包括9项静态和动态的平衡试验。每项分5个等级的评分（0～4分），总分36分。得分越高，功能越好。根据完成规定条目的难易程度以及所需时间进行测评。研究表明，其特异性为71%，敏感性为79%，且其与Tinetti步态试验有较高的相关性。

2. 计时起立行走测试（time up and go test，TUG）　此测试是经Podsiadlo将原版本改良而成的一种简便、实用的定势能力测试，1～2min可完成，不受场地限制。通过计算完成指定任务花费的时间来测评受试者的稳定功能。完成时间<20s，表明有独立的活动能力；完成时间>30s，则表明受试者需要帮助才可完成大部分活动；完成时间为20～29s，需附加测试评定其功能活动水平。该测试敏感性和特异性为87%，是一项可靠的测试，与BBS有很好的相关性。

（三）跌倒自我信念的测评方法

1. 跌倒功效量表（the falls efficacy scale，FES）　由Tinetti提出，用于测评老年人进行日常活动时对跌倒的自我功效和对不发生跌倒的自信程度。包括10个问题，每题1～10分，总分100分。FES以室内活动为测评内容，最适合于家居和运动能力低下的老年人，是目前应用较广泛的量表之一。

2. 老年人活动与害怕跌倒量表（survey of activities and fear of falling in the elderly，SAFFE）　用于区分害怕跌倒及活动受限的程度；SAFFE主要考察11项可量化的日常社会活动。总分越高，提示害怕跌倒的程度越大。与其他量表相比，最大的优势是可以识别因害怕跌倒而限制活动的情况；其与FES有显著的相关性。

3. 修订版跌倒功效量表（modified falls efficacy scale，MFES）　在FES基础上修订而来，包括14项条目，另加了4个户外活动条目；用于测定老年人完成指定活动内容时不失去平衡的信心；每个条目分11个等级，得分0分（一点信心没有）～10分（信心十足）也是目前应用较广泛的量表之一。

六、改良 Barthel 指数和 London 残疾量表

用于评价残疾、障碍和自理能力；简易智能量表（MMSE）：用于评价受试者精神状态和认知功能。临床上均应用较为广泛。

七、跌倒的预防

1. 经常注意跌倒高危险群　跌倒高危险群包括老年人在近期及过去半年内曾发生跌倒、出现意识状态混乱、情绪及行为躁动、走路步伐不稳定、无法自行下床、如厕需要协助等，这些人应特别注意预防跌倒。

2. 平常要保持走道通畅　居家室内宜明亮、走道保持通畅，上下楼梯阶梯最好安装有颜色贴条或止滑条。

3. 浴室地板维持干燥状态　如果浴室地板潮湿应马上处理，最好随时保持地板干燥、无潮湿。

4. 特定地点加装扶手　建议浴室、马桶等地方应加装扶手，以便让长辈起身时保持身体平衡及稳定性。

5. 使用辅助器　注意活动安全性，如果老人家活动时需要辅助器，最好有人协助行动，动作宜缓慢且渐进。

6. 服用药物后注意行走安全性 某些药物可能会引起头晕等不良反应，进而增加老年人跌倒风险，如果长辈需要服用这些药物，家属应提醒长辈服药后要先休息，行走时脚步宜慢。

7. 平常老人家宜多穿合身衣裤 老年人应穿着合适衣裤、防滑鞋，因为太长或太宽的衣裤可能会造成跌倒。

八、跌倒的处理

如果跌倒，老年人自己如何起身？

如果是背部先着地，应弯曲双腿，挪动臀部到放有毯子或垫子的椅子或床铺旁，然后使自己较舒适地平躺，盖好毯子，保持体温，如可能要向他人寻求帮助。休息片刻，等体力准备充分后，尽力使自己向椅子的方向翻转身体，使自己变成俯卧位。双手支撑地面，抬起臀部，弯曲膝关节，然后尽力使自己面向椅子跪立，双手扶住椅面。以椅子为支撑，尽力站起来。休息片刻，部分恢复体力后，打电话寻求帮助。

九、老年人跌倒的现场处理

发现老年人跌倒，不要急于扶起，要分情况进行处理。

1. 意识不清 立即拨打急救电话；有外伤、出血，立即止血、包扎；有呕吐，将头偏向一侧，并清理口、鼻腔呕吐物，保证呼吸通畅；有抽搐，移至平整软地面或身体下垫软物，防止碰、擦伤，必要时牙间垫较硬物，防止舌咬伤，不要硬掰抽搐肢体，防止肌肉、骨骼损伤；如呼吸、心跳停止，应立即进行胸外心脏按压、口对口人工呼吸等急救措施；如需搬动，保证平稳，尽量平卧。

2. 意识清楚

(1) 询问老年人跌倒情况及对跌倒过程是否有记忆，如不能记起跌倒过程，可能为晕厥或脑血管意外，应立即护送老年人到医院诊治或拨打急救电话。

(2) 询问是否有剧烈头痛或口角歪斜、言语不利、手脚无力等提示脑卒中的情况，如有，立即扶起老年人可能加重脑出血或脑缺血，使病情加重，应立即拨打急救电话。

(3) 有外伤、出血，立即止血、包扎并护送老年人到医院进一步处理。

(4) 查看有无肢体疼痛、畸形、关节异常、肢体位置异常等提示骨折情形，如无相关专业知识，不要随便搬动，以免加重病情，应立即拨打急救电话。

(5) 查询有无腰、背部疼痛，双腿活动或感觉异常及大小便失禁等提示腰椎损害情形，如无相关专业知识，不要随便搬动，以免加重病情，应立即拨打急救电话。

(6) 如老年人试图自行站起，可协助老人缓慢起立，坐、卧休息并观察，确认无碍后方可离开。

(7) 如需搬动，保证平稳，尽量平卧休息。

(8) 发生跌倒均应在家庭成员/家庭保健员陪同下到医院诊治，查找跌倒危险因素，评估跌倒风险，制定防止措施及方案。

十、如何处理跌倒后造成的损伤

（一）外伤的处理

1. 清创及消毒　表皮外伤，用过氧化氢溶液清创，红药水消毒止血。

2. 止血及消炎　根据破裂血管的部位，采取不同的止血方法。毛细血管：全身最细的毛细血管，擦破皮肤，血一般是从皮肤内渗出来的。只需贴上创可贴，便能消炎止血。静脉在体内较深层部位，静脉破裂后，血一般是从皮肤内流出来的。必须用消毒纱布包扎后，服用消炎药。动脉大多位于重要的器官周围。动脉一旦破裂，血是呈喷射状喷出来，必须加压包扎后，急送医院治疗。

（二）扭伤及肌肉拉伤

扭伤及肌肉拉伤时，要使受伤处制动，可以冷敷减轻疼痛，在承托受伤部位的同时可用绷带扎紧。

（三）骨折

骨折部位一般都有疼痛、肿胀、畸形、功能障碍等表现，骨折端刺破大血管时还可能会出现大出血。

骨折或疑为骨折时，要避免移动伤者或伤肢，对伤肢加以固定与承托（有出血者要先止血后固定），使伤员在运送过程中不因搬运、颠簸而使断骨刺伤血管、神经，避免额外损伤，加重病情。

（四）颈椎损伤

跌倒时若头部着地可造成颈椎脱位和骨折。多伴有脊髓损伤、四肢瘫痪。必须在第一时间通知急救中心速来抢救。现场急救时，应让伤者就地平躺或将伤员放置于硬质木板上，颈部两侧放置沙袋，使颈椎处于稳定状态，保持颈椎与胸椎轴线一致，切勿过伸、过屈或旋转。

（五）颅脑创伤

轻者为脑震荡，一般无颅骨骨折，有轻度头痛头晕，若昏迷也不超过30min。重者颅骨骨折可致脑出血、昏迷不醒。对颅脑创伤者，要分秒必争，通知急救中心前来及时救治。要保持安静卧床，保持呼吸道通畅。

第二节　谵　妄

谵妄（delirium）是一种急性脑功能下降的状态，伴有认知功能改变和意识障碍，可出现幻觉、妄想、定向力障碍等，临床过程呈波动性，其典型特征是昼轻夜重，即所谓的"落日综合征"，亦称急性意识混乱状态。随着人口老龄化，谵妄的发生率逐渐提高，住院老年人中约有20%出现过谵妄。与无谵妄的患者相比，谵妄患者平均住院天数要增加8天，死亡率是前者的2倍。因此，及时识别和正确诊治谵妄患者对患者的预后十分重要。

一、流行病学

谵妄的高发人群有老年人、儿童、心脏手术后、烧伤、脑部损害、药物依赖者。发病率高、漏诊率高。20%～36%综合医院老年患者、40%～60%精神科住院老年人出现过谵妄，且临床上80%～90%的谵妄患者被漏诊。

二、病因

1.引起谵妄的病因复杂，可由脑部疾病引起，也可由非脑部疾病引起。

(1) 直接原因：代谢性紊乱、中毒、感染、脑血管病、颅脑肿瘤、脑外伤、癫痫、血液病等。

(2) 间接原因：高龄、药物蓄积、肝肾功能下降。

(3) 多数谵妄患者是在躯体疾病继发脑部缺氧或中毒感染基础之上发生的。

(4) 强烈的心理因素、应激刺激、生活环境的突然改变，也有可能引起老年人出现谵妄。

(5) 围术期、突然入院、制动、侵入性操作（如机械通气、留置导尿）、睡眠剥夺等均可诱发谵妄。

(6) 存在认知障碍、抑郁状态、脑血管意外史、谵妄史、视听功能损害等病史的患者更易发生谵妄。

2.老年患者易发生谵妄与下列因素有关。

(1) 高龄者多伴有脑器质性病变（变性与血管性），如老年痴呆、脑血管病等。

(2) 常伴有视力与听力障碍。

(3) 脑部神经递质减少，尤以乙酰胆碱为主。

(4) 与年龄有关的药动学和药效学改变，即高龄者对药物的耐受力下降。

(5) 老年机体的下丘脑-垂体-肾上腺轴所形成的内稳态调节机制减弱。

(6) 心理社会应激（如亲人丧亡或迁移新的环境等）。

三、发病机制

谵妄的发病机制目前仍不清楚。理论上与脑解剖结构的变化及神经递质功能变化有关。谵妄的出现是由于直接脑损害（如直接脑损伤、代谢环境变化或药物损害）和应激反应所致。

脑电图、诱发电位及神经影像学研究提示谵妄主要表现为非优势侧大脑的功能异常，常见前额叶皮质、丘脑、基底节、颞顶叶皮质、枕叶梭状回和舌回等。

与谵妄相关的神经递质功能异常包括5-羟色胺能、去甲肾上腺素能、阿片类、谷氨酸能及组胺能系统等，细胞因子如白介素（interleukin，IL）-1、IL-2、IL-6、IL-8，以及慢性皮质醇增多症可能也与谵妄的发病相关。胆碱能活性降低，多巴胺能活性增高或者是两者之间相对失衡是目前最主要的假说。抗胆碱药可以使人或动物发生谵妄，而谵妄患者血清中抗胆碱能活性增高。脑内多巴胺水平增多可导致生动的视幻觉和错觉。乙酰胆碱-多巴胺假说可解释多巴胺拮抗药通过调节两者的平衡有效治疗谵妄。

四、临床表现

谵妄患者可表现为烦躁、易怒、激动、嗜睡、药物戒断等精神症状和感情淡漠、认知能力下降等，很容易误诊为痴呆、抑郁和原发精神疾患。因此，详细询问病史和疾病发展过程十分重要。

1. 谵妄的诊断标准　谵妄的诊断主要为临床诊断，需要医师在床边仔细观察患者的意识状态、认知能力特征，结合病史、化验室检查、脑电图检查做出正确的诊断。

谵妄的主要特征如下。

(1) 急性发作：谵妄往往突然发生，通常持续数小时或数天。需要可靠的知情人确定患者的发作时间和过程。

(2) 起伏不定的病程：症状在24h内消失或几天之内精神状态的一种急性转变。患者可以在认知技巧、记忆力、语言和组织能力几方面表现出波动状态。不同的照料者对患者意识状态的反应可以很矛盾。患者的这种波动可以从以下几方面表现出来：①注意力损害：谵妄状态的患者注意力很难维持。他们不能记住命令，有可能反复问同一问题。我们可以通过检查患者拼写一个熟悉的单词或完成系列100－7等问题检查。②记忆力损害和失定向：记忆力受损主要表现为近事记忆受损。失定向表现在日期、时间、地点等方面。

(3) 烦躁不安：患者不认识周围的物品。在这种失定向和意志模糊的状态下，特别是夜晚，患者有可能做出危险的举动，例如猝倒，拔除尿管、胃管和输液管。

(4) 情感淡漠和沉默寡言：患者可表现为抑郁状态，如反应迟钝，食欲下降，主动性下降，甚至陷入昏睡。

(5) 睡眠波动：谵妄患者睡眠波动，他们有可能白天睡几次而黑夜清醒几小时。

(6) 情感情绪易变：谵妄患者可有多种情绪表现如焦虑、悲伤、流眼泪和欣快。

(7) 感知波动：视听幻觉和妄想产生的紊乱状态造成患者感知的波动。

(8) 神经科特征：无论是何种原因造成，谵妄状态可以表现为多种神经科的症状和体征，例如：激越、震颤、姿势保持不能、肌阵挛、上肢特别是颈部的过度伸展、阅读及书写不能、视物变形、抄写错误等。帕金森病（PD）患者可以表现为谵妄状态，合并谵妄的帕金森病患者多容易发展成伴有痴呆的帕金森病患者。

2. 老年谵妄的亚型　谵妄患者可以表现为3种亚型。

(1) 运动减少型（抑郁型）：患者可以表现为过于安静、失定向和情感淡漠等意识模糊状态。老年患者多容易合并运动过少型，这种患者不易被感知，而容易被误诊为认知能力下降、抑郁或痴呆。

(2) 运动过多型（兴奋型）：患者可以表现为激越、失定向和妄想，并可有幻觉的经历。这种类型的患者的表现需与精神分裂症等精神疾病与激越型的痴呆相鉴别。

(3) 混合型：这种类型的患者可以在不同时期有不同表现，谵妄的波动症状表现更为明显。

运动减退型谵妄在老年患者中较为常见，容易被忽视。

3. 老年谵妄的鉴别诊断　老年谵妄需要与许多疾病相鉴别，各种痴呆、原发性精神病，如精神抑郁与谵妄合称3D（3D, dementia、depression、delirium）的鉴别是临床上神经精神科医生经常遇到的问题。医生可以通过特定的症状和体征诊断出谵妄。如视幻觉是物质代谢和药物过量的不良反应的一种表现，而原发性精神疾病患者更容易发生听幻觉，如发生视幻觉也常为不正常的事物。谵妄患者的视幻觉往往是有形的人或动物，或是无形的闪光、亮点。常规脑电图检查可以有效地鉴别谵妄与其他疾病。谵妄患者的脑电图往往显示背景波为普遍慢波，只有当病情严重时，脑电图可以有快波电活动。谵妄患者在不同时期可以有不同表现。

(1) 痴呆：痴呆患者主要表现为记忆力受损，与谵妄患者的伴有意识波动的注意力下降不同。痴呆患者可以有失定向和易怒，但疾病的整个过程为慢性过程，逐渐加重。而谵妄患者多为急性过程，多数患者经过治疗可以纠正。痴呆和谵妄又有高度相关性，痴呆是谵妄的主要危险因素，另一方面，谵妄可以使痴呆患者的功能状态恶化，丧失独立性，预后更差。

(2) 精神疾病：精神疾病患者多有情感淡漠，社会感减退，患者的精神量表检测可以证实其精神缺陷。精神疾病整个过程可以是有前驱症状的缓慢呈现，并有缓慢加剧。抑郁的患者可以有食欲减退，感觉无望、无价值、想自杀等症状。患者的疾病过程为单一时间段或经常发生的同一种状态，也可以转为慢性的过程。

五、谵妄的检查工具

目前临床常用的谵妄诊断方法包括谵妄评定方法（CAM）、精神障碍诊断和统计手册（DSM-V）、谵妄分级量表-98修订版（11）（DRS-98）和记忆谵妄评定量表（MDAS）等。CAM简单易行，适用于非神经精神科医生使用，是目前应用最广泛的评定方法，其敏感性达94%，特异性达89%，但CAM无法评估谵妄的严重程度。近期有学者提出CAM-S，该方法将上述四个症状分为缺如（0）分、轻度（1）分、显著（2）分，总得分可以反映谵妄的严重程度。MDAS也常作为CAM的补充对患者的症状严重程度进行评估。DRS-98可由得分对谵妄严重程度进行评级，并且可以区分兴奋型和抑郁型谵妄，但其评定过程较烦琐。以上方法可视不同环境应用。

目前临床上谵妄的辅助检查不多，有学者记录了痴呆患者及痴呆合并谵妄患者的定量脑电图（QEEG）表现，结果发现在长时间视觉刺激（保持睁眼3min）的情况下，前者的脑电图表现为持续的峰值降低的非同步化 α 节律，后者则缺乏此表现。此方法鉴别痴呆与痴呆合并谵妄的敏感度为67%，特异度为91%。目前未发现谵妄影像学表现，影像学检查目前多用于临床研究。

六、谵妄的预防

谵妄的预防重于治疗，30%～40%的谵妄是可以预防的。针对高危人群，要积极预防任何可诱发谵妄的危险因素，常见的可采取的具体措施如下。

1. 预防认知功能损害 采取恢复定向力措施：配备写有患者名字的信息板，每日标注日期、星期、时间，通过交流恢复患者的人物、地点定向力；治疗活动有刺激性益智活动每日3次。

2. 预防睡眠剥夺 非药物疗法有热牛奶、中草药茶、音乐、按摩；降低噪声。

3. 减少制动 要求患者尽早活动，让患者主动或被动活动每日3次，尽量减少因为医疗原因而制动。

4. 改善视力损害 配戴眼镜，采用其他视力辅助设备。

5. 改善听力损害 使用扩音器、除去耵聍、采用特殊交流技巧。

6. 预防脱水 早期发现，及时补液。

7. 预防感染、心力衰竭、缺氧、疼痛 快速识别、及时治疗。

七、谵妄的治疗

谵妄的治疗首先要去除所有可逆性病因或诱因。低蛋白血症、电解质紊乱、血糖异常、血气异常、血肌酐升高、感染，以及前文提到的一些条件，均为谵妄的诱因，积极处理这些情况非常重要。

老年人谵妄的治疗包括非药物干预和药物干预。非药物干预如由经过训练的志愿者及跨学科的老年医疗团队合作，帮助患者重新定向、早期活动、非药物改善睡眠周期、改善视听和认知功能、鼓励进食等。研究表明，非药物干预可以减少53%的谵妄发生。不过目前大部分非药物干预没有讨论这些措施是否会对患者造成伤害，但是较对照组并没有出现严重并发症。

药物治疗主要用于患者存在激越行为、妄想或幻觉、危及自身或他人安全等严重情况时，可使用抗精神药，如氟哌啶醇、奥氮平、喹硫平等。但这些药物是否可以缩短谵妄持续时间目前仍有争议。麻醉药物镇痛治疗对减少使用机械通气、ICU及围术期的谵妄有一定的益处。应注意精神类药和镇静催眠药使用后可能使兴奋型谵妄转化抑郁型谵妄，后者预后往往更差。褪黑素受体激动药雷美替胺（Ramelteon）是一种治疗失眠症的药物，临床试验发现其对预防谵妄有良好的效果。但胆碱酯酶抑制药如多奈哌齐、卡巴拉汀等在谵妄的临床研究中结果尚不确定。

1. 氟哌啶醇0.5～1mg口服；1～2h评估疗效。如患者不能口服，可行氟哌啶醇0.5～1mg肌内注射。对持续躁动患者每30～60分钟再评估。如果起始剂量无效，可剂量加倍。肌内注射每30分钟追加1次、口服每60分钟追加1次直到躁动得到控制。多数老年人对总量达1～2mg都有反应。计算出患者症状控制所用的总剂量，次日口服量为总量的1/2，分2次，每12小时1次服用。如果出现过度镇静，停用1次，维持最低有效剂量2～3d，经过3～5d缓慢减量后停用氟哌啶醇，同时监测症状复发的情况。必要时可维持使用所需的最小剂量控制症状。长期服用可引起锥体外系症状。如果用药时间超过1周，可改用第二代抗精神病药，如奥氮平（用于谵妄，多从小剂量1.25mg每晚1次开始，可逐步加量至7.5mg/d）。

2. 喹硫平可用于治疗路易体痴呆、帕金森病、艾滋病相关痴呆所伴发的谵妄，或合并有锥体外系症状的患者。起始剂量12.5～25mg/d口服，每日1次或每12小时1次；根据需要每2天增加剂量，最大剂量100mg/d（衰弱老年人的最大剂量50mg/d）。一旦症状得到控制，剂量减半持续2～3d，然后经过3～5d缓慢减量至停药。

3. 喹硫平50mg每12小时1次，同时按需静脉使用氟哌啶醇（1～20mg每2小时1次），可使谵妄症状较快缓解，减少躁动。

4. 对于酒精或苯二氮䓬类药物撤药引起谵妄者，应给予苯二氮䓬类药物，如劳拉西泮0.5～2mg，每30～60分钟1次肌内注射或每1～2小时1次口服，逐渐增加至起效。

5. 由于这些药物本身也可引起谵妄，最好逐渐减量和停用。如果是酒精引起的谵妄，也可用维生素B_6 100mg/d（口服，肌内注射或静脉注射）。

6. 治疗谵妄的药物有一定的不良反应，如产生锥体外系症状、心律失常等，雷美替胺还可能引起梦魇、感觉障碍，且疗效尚有待进一步确定，因此发生谵妄时首选的治疗方法仍是非药物干预，必要时进行适当的药物干预。

八、谵妄的预后

谵妄的发病率和死亡率相当高，可能是因为谵妄患者长期住院有许多并发症，也许是由于原发病的病理变化相当严重。老年谵妄患者病死率为22%～76%。

谵妄状态可以持续几小时到几个月。通过适当的治疗和正确的病因学分析，大多数患者可以完全恢复。

第三节　骨骼肌减少症

一、概述

骨骼肌减少症，又称肌少症（sarcopenia），于1998年由Irwin Ronsenberg提出，肌少症严重威胁老年人的健康，并带来沉重的社会经济负担，已经成为发达国家老年医学关注的重点研究课题之一，但在我国尚未引起足够的重视。人体骨骼肌数量自25岁开始，以每10年4%的速度递减直至50岁；此后则以每10年10%的速度递减；60—70岁时每年下降15%；以后肌力将每年下降30%。肌少症可引起机体功能障碍，使老年人失能、跌倒和死亡风险大大增加，从而导致严重的健康损失、生活质量下降，以及医疗服务需求和社会负担的增加。但肌少症可以通过营养、运动等干预手段加以干预，且早期干预能使失能的发生延缓。

目前，欧洲老年肌少症工作组（European Working Group on Sarcopeniain Older People，EWGSOP）、国际肌少症工作组（International Working Group on Sarcopenia，IWGS）和欧洲临床营养和代谢学会（European Society for Clinical Nutrition and Metabolism Special Interest Groups，ESPEN-SIG）等组织在肌少症的定义上达成了共识：肌少症是一种渐进性和普遍性的骨骼肌容积丢失、力量下降伴随躯体失能、生活质量下降和死亡等。2010年欧洲老年肌少症工作组将肌少症分为三期，即肌少症前期、肌少症和重度肌少症。肌少症前期仅有肌容量减少；肌少症即骨骼肌容量减少、肌力或功能减低；重度肌少症则是指骨骼肌容量减少、肌力和功能均减低。

二、流行病学

目前，全世界肌少症患者约为50万，2050年将达到或超过200万。研究显示，欧美60岁及以上人群男性肌少症现患率为7%～27%，女性为10%～23%，≥80岁可达30%～50%，增龄趋势十分明显，且多为男性现患率高于女性。韩国和中国台湾地区调查发现肌少症患病率男性为6%～23%，女性为8%～22%。有学者认为骨骼肌减少症是增龄的自然结果，广泛存在于老年人群中。随着年龄的增长，每个人都要经历肌肉数量的减少和肌肉功能的下降，即使是长期训练有素的运动员也不例外。

三、发病机制

肌少症的发生是机体骨骼肌合成代谢与分解代谢失衡的结果，涉及中枢和外周神经系统退化、运动、激素、营养，以及免疫功能等多种因素。

1. 老年人运动量下降，自噬活性过度升高、活性氧（reactive oxygen species，ROS）含量适当增加，激活丝裂原活化蛋白激酶（mitogen-activated protein kinase，MAPK）通路和核因子κB（nuclear factor κB，NF-κB）通路等多条信号传导通路，使体内抗氧化酶水平升高、活性增强，从而抵抗ROS的过度增加。因此，规律且恰当的运动有助于防治肌少症。

2. 神经-肌肉功能衰退　动物模型和人群研究结果显示：运动神经元与年龄相关的退变导致神经-肌接头的结构和功能完整性受损，可致骨骼肌纤维出现功能性去神经支配。而骨骼肌纤维去神经支配可能是衰老骨骼肌发生退变的重要原因之一。

3. 蛋白质摄入与合成减少　大多数研究表明，老年人合成蛋白质的能力下降。近期的动物实验发现，在衰老进程中蛋白质的合成水平并不完全降低而是有所升高，但这种升高并不能阻止骨骼肌质量的下降。因此，对于不同的结论还需进一步深入研究。

4. 激素水平变化　女性肌肉质量与雌激素水平有密切联系，睾酮水平降低则可能是肌肉质量减少的另一影响因素。维生素D可能影响肌肉质量、功能。促肾上腺皮质激素被证明具有运动神经营养作用，防止神经肌肉功能衰退。

5. 脂肪增加与慢性炎症反应　近年来发现随着年龄增长在骨骼肌肌量和力量下降的同时，体脂肪和内脏脂肪却随之增加。脂肪细胞和浸润的巨噬细胞可产生白细胞介素-6、白细胞介素-1、瘦素、脂联素、抵抗素等炎症因子和脂肪细胞因子，加剧炎症反应导致肌肉质量和肌肉力量的下降。

6. 细胞凋亡与微环境改变　Notch是调节肌肉卫星细胞增殖和自我更新的主要信号通路。随着年龄增长，Notch信号的作用衰退，导致肌肉卫星细胞功能下降。此外，增龄引起胰岛素样生长因子、成纤维细胞生长因子、表皮生长因子及血小板源性生长因子等肌肉营养因子在体内的表达水平下降，可能是导致骨骼肌萎缩并出现肌少症的原因之一。

7. 骨骼肌线粒体功能紊乱和骨骼肌自噬性程序性细胞死亡　线粒体功能紊乱是驱使机体衰老的中心机制。FOXO3转录因子已被证明是控制肌肉自噬的关键因子，在衰老的骨骼肌细胞中介导萎缩，相关泛素连接酶atrogin1和MuRF1表达增加，肌细胞降解增强。

8. 基因与种族　基因和种族是重要的影响因子，也是今后寻求的研究方向。肌力具有高遗传性，但机制极其复杂。单个基因对肌力的作用非常小，并且受多种因素的影响。目前，肌少症的遗传基础尚未完全阐明，需要进一步探索。

四、诊断标准及诊断方法

1. 诊断标准　肌少症最早的诊断标准由Baumarner在1998年提出：经DXA测定四肢肌肉量（appendicular skeletal muscle mass，ASM），四肢肌肉量（ASM）/身高的平方为肌肉指数，但仅评估了肌量，未对肌力和肌肉功能进行评估。之后由于认识到肌肉功能的重要性，EWGSOP和IWGS分别在2010年和2011年更新了肌少症的诊断标准。2013年亚洲肌少症工作组（Asian Working Group for Sarcopenia，AWGS）成立，并于2014年根据亚洲地区的研究结果和专家讨论意见发表了第一个亚洲肌少症共识。各组织的诊断标准都综合了肌量、肌力及肌肉功能3个方面的评估，但在肌容积、肌力和身体活动能力下降的诊断切点设定上稍有差异。由于种族、生活方式、文化背景对于肌容积、肌力、步行速度的较大影响，AWGS的诊断标准和诊断路径可能更适合亚洲人群（表2-1）。

表 2-1　各工作组的诊断标准

工作组	骨骼肌量	肌肉力量	肌肉功能
AWGS	SMI＜7.0kg/m² （男）	握力＜26kg（男）	步速＜0.8m/s
	SMI＜5.4kg/m² （女）	握力＜18kg（女）	
EWGSOP	肌量低于健康青年人群2个标准差以上	握力＜30kg（男）	4m步速＜0.8m/s或6m步速＜1.0m/s
		握力＜20kg（女）	
IWGS	SMI＜7.23kg/m² （男）		6m步速＜1.0m/s
	SMI＜5.67kg/m² （女）		

2. 诊断方法　双能X线吸收法（DXA）是目前评估肌量的金标准，可较精确区别全身和局部肌肉、脂肪和骨骼量，有一定放射性，受场所限制。CT和MRI也可作为评估肌量的方法，可以精确区分肌肉、脂肪，以及其他软组织，主要用于特殊部位横切面的分析，如肢体肌量测定，但费用昂贵。生物电阻抗方法（BIA）也可用于肌量测定，其利用体表电极记录各组织不同的电阻抗，用图像重建法测量肌量。该方法价格低廉，但精度差，且受机体含水量的影响。虽然目前BIA用于肌量的评估仍有争议，AWGS仍推荐其作为社区筛查的主要工具。

五、治疗

1. 运动疗法　有证据表明，体力活动少的老年人的骨骼肌肉质量和骨骼肌力量更可能减少，肌少症的风险增加。有氧运动和抗阻训练均能减少随着年龄增加的肌肉质量和肌肉力量的下降。其中，高强度抗阻锻炼较低中强度抗阻锻炼更能显著提高肌肉量和肌力。

2. 营养补充　延缓肌少症进展的更理想的方法是合理营养和规律运动相结合。目前的研究仍以高蛋白饮食、口服氨基酸或蛋白质，以及长链 ω -3多不饱和脂肪酸等特殊营养素补充剂作为防治肌少症的营养干预手段，这些方法可通过增加肌蛋白合成和增加瘦体重来防治肌少症。研究表明，足够的蛋白摄入和支链氨基酸的补充，是肌少症的有效治疗手段。

专家推荐营养干预方案：能量供应25～35kcal/(kg·d)，避免体重过低或过重；蛋白摄入为1.0～1.5g/(kg·d)，以优质蛋白为佳，分三餐均匀摄入。此外，补充食物中长链ω-3多不饱和脂肪酸、维生素D及肌酸，可能是安全、低成本的肌少症干预方式。

3. 激素替代 雄激素是主要的生理合成类固醇激素。正常的睾酮水平是机体维持一定的肌肉质量所必需的。睾酮浓度随着年龄的增加而下降，提示血浆睾酮水平降低可以引起或加速与年龄有关的肌肉疾病，如肌少症。研究表明，雄激素治疗可以增强骨骼量和肌力，但具体的作用机制尚未明确。有研究认为，血浆睾酮水平偏低或者伴随临床症状的老年男性肌少症患者，建议在规律运动和营养补充的基础上行雄激素替代治疗。

4. 肌肉生长抑制因子（myostatin） 肌肉生长抑制因子是一种调节肌肉生长的骨骼肌负调控因子，应用其阻断剂能促进肌细胞分化、增殖，该蛋白质在小鼠的过量表达会引起肌肉和脂肪迅速消失，如果其功能被抑制，将促进肌细胞的分化增殖，有可能成为肌少症的治疗工具。

5. 新的分子靶向治疗 目前，正在研发中的分子水平新药，给肌少症的治疗带来了新的希望。但均在动物实验阶段，有待进一步研究。

第四节 头 晕

头晕是一种常见的脑部功能性障碍，是老年人常见的症状，此类症状随年龄增长而发病率增加。

一、定义

头晕是一种机体的空间感觉和定位感觉的变形和扭曲，其症状可能包括头昏沉感、头重脚轻、站立不稳、眩晕、晕厥前感觉等。

根据头晕发作的持续时间可将头晕分为急性头晕（时间≤1～2个月）和慢性头晕（时间＞1～2个月），老年人的头晕往往持续时间较长。老年患者中急性头晕常见于良性阵发性位置性眩晕、后循环缺血等，慢性头晕常见于慢性脑缺血、颈椎病、长期失眠、药物因素、精神因素等。

二、流行病学

在65岁以上的老年人当中，有30%经历过不同形式的头晕，女性多见。在该人群中，年龄每增长5岁，头晕发生的可能性增加10%；而在老老年（85岁以上）患者中，这一比例可达50%。慢性头晕往往伴随着一系列的症状，包括抑郁、焦虑、功能障碍、跌倒、晕厥等。长期慢性头晕会对老年人生活质量造成严重的影响。

三、临床表现

1. 头晕 症状为眩晕，头晕眼花，站立不稳等。通常将其分为眩晕、平衡失调、晕厥前期和其他。很多老年人多以混合性头晕的症状就诊。

2. 晕厥先兆 晕厥先兆是一种头重脚轻或者虚弱无力的感觉，常表现为头晕、面色苍白、出汗、恶心等。晕厥先兆通常是因为大脑灌注不足，脑功能低下造成。而心血管疾病（包括血管迷走神经症）是老年人中常见的病因。

3. 眩晕 眩晕是一种头部感知的运动感（如快速转动，倾斜感等），提示为外周或中枢性疾病。所有的眩晕均为突然发生，头部运动可使症状加重；根据眩晕持续时间、周围环境及伴随症状将眩晕分为不同类型。眩晕常常被认为是前庭系统及其传导束疾病导致，但其他原因导致的头晕也可能出现眩晕，如颈椎病。

4. 平衡失调 平衡失调是一种躯体的不稳定感，患者常述有要跌倒的感觉。提示为本体感觉系统疾病或小脑疾病。

5. 头昏沉感 头昏沉感多指轻度头晕。

6. 其他 患者主观感觉与上述三类不符。患者可能将其描述为"旋转""倾斜""漂浮"等非特异性的感觉。感觉异常对老年患者的诊断没有特异性。

此外，老年人的头晕往往是多种因素综合作用的结果。慢性头晕与多种风险因素有关，如心绞痛、心肌梗死、心律失常、关节炎、糖尿病、脑卒中、焦虑、抑郁状态、听力受损，服用多种药物等。研究表明，大约70%的头晕患者有5个或5个以上的上述因素，而只有10%的头晕患者与这些因素无关。这表明，至少在一部分老年人中，慢性头晕是多种因素或疾病作用的结果。

四、引起头晕的疾病

最常见的外周前庭疾病，如良性发作性位置性眩晕、梅尼埃病、前庭神经元炎等；但由于中枢神经系统疾病、系统性疾病、颈椎病、精神性、药物性等原因所致头晕也同样不容忽视。老年人头晕的一部分病因为脑组织供血、供氧、葡萄糖供给不足等引起，如脑缺血、直立性低血压、心律失常、心肌缺血、缺氧、低血糖等，严重可导致意识丧失，故应引起重视，明确病因。

1. 良性阵发性位置性眩晕（begin paroxysmal vertigo，BPPV） 该症状为突然出现的，发作性眩晕，往往伴随恶心和（或）呕吐，与头位变化相关，如在床上翻滚、起床、上床、弯腰捡东西。通常伴有旋转性眼震。其机制为内耳耳石的移动引起淋巴液压力的改变。Dix-Hallpike诱发实验可以明确良性发作性位置性眩晕的诊断。

2. 中枢神经系统疾病 头晕的老年人中，4%～7%患有脑血管疾病。短暂性脑缺血发作（transient ischemic attack，TIA）患者或卒中累及椎-基底动脉时常伴有头晕、复视，构音障碍，麻木或无力。患者可能会出现旋转或非旋转的头晕，并伴有其他神经系统症状和体征，包括小脑梗死和延髓背外侧动脉梗死（又称Wallenberg综合征）在内的许多特殊的卒中综合征都伴有头晕。

其他可导致老年人头晕的中枢神经系统疾病还有帕金森病或帕金森综合征、桥小脑角肿瘤、多发性硬化、癫痫，以及基底动脉型偏头痛等。

3. 系统性疾病 甲状腺功能减退、贫血、电解质紊乱、高血压病、冠心病、充血性心力衰竭、糖尿病、眼部疾病等通常并存于老年患者，使老年人易发生头晕，其特点是头晕眼花或轻度站立不稳，无眩晕感和眼震，通常不伴有恶心呕吐。

4. 直立性低血压 老年人眩晕有2%～15%是直立性低血压导致的，其标准是：由平卧位变为直立位时收缩压下降20mmHg，舒张压下降10mmHg，或从仰卧位或坐位站立后，任何血压下降时出现的相关典型症状。然而，一部分人虽有直立性低血压，但无头晕等症状，也提示因姿势改变而引起的头晕未必是血压下降造成的，可能与前庭功能障碍有关。

5. **颈性眩晕**　颈椎病可导致老年人眩晕。通常出现模糊的头晕或眩晕，与头的转动相关。椎动脉阻塞是最常见的颈性眩晕血管机制。

6. **药物所致头晕**　老年人基础疾病较多，服药种类多，药物之间相互作用也增多，药物不良反应可能出现叠加，出现药物性头晕症状。多种药物可引起头晕。其中包括降血压药、抗心律失常药、抗惊厥药、抗抑郁药、抗焦虑药、抗生素、抗组胺药、非甾体抗炎药、感冒药和催眠药的过度应用等。这些药物通过不同的机制造成头晕。降血压药的过度使用、体位变化、利尿药不恰当的应用引起的血压下降可致头晕。睡眠药物可导致服药后头晕。

7. **精神性头晕**　老年人很容易出现失眠、焦虑、抑郁、强迫症、恐惧症和其他精神症状或疾病，而这些情况均可能与老年人头晕有关。

五、检查和评估

1. **病史采集**　病史的采集在明确头晕的诊断、鉴别头晕的原因和类型起到至关重要的作用。在与患者进行交流的过程中，医生要十分耐心的听取患者描述的头晕的感觉，对于发现疾病诱因、了解发病过程、发作持续时间及伴随症状、是否服用药物等，以及进一步明确诊断都有重要的意义。

2. **体格检查及实验室检查**　体格检查应包括血压（尤其是卧立位血压）、心率，以及神经系统检查（尤其是复视、眼震、构音障碍、感觉异常、走路不稳等）。

实验室检查应包括基本的全身状态评价、心脏相关评价、血管相关评价等，主要包括血液检查（血常规、生化、甲状腺功能等）、影像学检查（颈椎X线、头颅CT、头颅MRI、头颈部MRA等）、实验室检查（心电图、心电及血压Holter、超声心动图等）。

3. **诱发实验**　包括Dix-Hallpike实验及头部冲击实验等。Dix-Hallpike测试是良性阵发性位置性眩晕的诊断方法。

六、治疗

头晕的治疗取决于病因，故应首先明确病因，对因治疗。头晕应尽快就诊，完善检查明确病情，避免血管性因素造成急性血管病事件，危及患者生命，以及造成严重的后果。

七、护理

老年患者一旦头晕，存在高度的跌倒风险，最为关键的是保障患者的安全，预防头晕的发生，以及防止风险的发生。老年人大多存在多种基础病，服用多种药物，且可能同时服用睡眠药物，不可忽视药物因素，需控制药物的使用。

第五节　疼　痛

疼痛是一种令人不快的感觉和情绪上的感受，伴有实质上的或潜在的组织损伤，它是一种主观感受。依疼痛持续时间分类可分为急性疼痛和慢性疼痛。急性疼痛短期存在，少于1个月多起源于新近的躯体损伤，是损伤的直接作用如手术、创伤后疼痛等是疾病的一个症状，对患者有保护作用，提醒患者寻求医疗帮助。慢性疼痛是指疼痛持续1个月或超过一般急性病的进展，或者超过受伤愈合的合理时间，或与引起持续疼痛的慢性病理过程有关，或者经过数月或数年的间隔时间疼痛复发；与急性疼痛不同，急性疼痛是疾病的一个症状，而慢性疼痛本身就是一种疾病。慢性疼痛作为一种持续性的疼痛，对患者尤其老年人的影响不容忽视。本文主要介绍老年人慢性疼痛的有关内容。

一、老年人慢性疼痛的发生机制

慢性疼痛的发生机制比较复杂。目前主要认为与以下几个方面的作用机制有关。

1. 外周性机制学说　主要通过"感受伤害性刺激"持续刺激周围伤害性感受器而诱发。这些伤害性刺激大多是炎症性反应和机械性刺激，病理学局限在外周神经，不伴有中枢神经系统的不可逆性改变。

2. 中枢性机制学说　中枢神经系统某些部位的疾病或损伤产生的疼痛通常称为"中枢性疼痛"，其特征是自发性高热或疼痛，痛觉倒错，神经敏化或感觉迟钝及其他异常感觉，中枢性疼痛有时伴有丘脑的损伤，脊髓的意外损伤，也可能是疼痛径路被手术阻断，以及背侧脊髓痨、脊髓空洞症、多发性硬化等引起。

3. 外周—中枢性学说　在部分或完全性外周神经、后根或后根神经节细胞损伤，引起严重及持续慢性疼痛综合征中，可能是由于外周—中枢机制引起的。

二、老年人慢性疼痛对生理、心理和社会的影响

疼痛是一种复杂的生理心理反应，总伴随情绪反应。它能显著影响患者情绪、性格及社会关系，常伴随抑郁、睡眠障碍、疲劳及全身功能降低。疼痛可以加重、甚至引起抑郁症的发生，一些慢性疼痛患者常有明显的认知功能扭曲和无助感。疼痛对他们的生活产生了重要影响，使相应的社会报酬降低，社会活动减少，自我控制和自我实现下降。丛集性头痛患者常有自杀观念和行为，慢性疼痛可对患者生理和心理产生严重的影响。

三、老年人慢性疼痛的评估

对于慢性疼痛，由于其发生机制的复杂性，以及对生理、心理的影响机制尚未明确，老年人慢性疼痛，正确的评估不仅可以对患者的疼痛程度作出评价、判断其对患者心理、生理的影响程度，同时也是慢性疼痛治疗不可缺少的一个组成部分，可以随时根据患者的疼痛情况，及时调整治疗方案，使老年人慢性疼痛的治疗更加个性化。对于老年慢性痛患者来说应详细询问病史，全面进行身体检查，同时评估其他并存的疾病。

目前常用的疼痛评估方法主要包括如下几种。

1. WHO的疼痛评估模型　这个分类是定义在4个级别或水平上的疾病推论模型。第1级是异常（即疾病）发生；第2级是损害的发生，这时受影响的个体开始意识到异常或出现症状；第3级是致残的出现，这时以正常方式进行活动的能力受限或缺乏；第4级是障碍的出现，这时个体的经历已经社会化了。当把这个模

型应用于疼痛时，疾病是疼痛的原因，损害是疼痛本身。WHO分类系统将疼痛作为损害的一个例子。

2. 疼痛描述语及描述语的区分量表（DDS） 可以使用描述语来描述疼痛。如：分裂痛、穿射痛、剧痛、绞痛或蛰痛等。

3. 疼痛强度的评价量表 这是目前临床使用最多的一类疼痛强度评价方法，包括视觉模拟量表（VAS）、语言评价量表（VRS）、数字评价量表（NRS）等。VAS是一种简单、有效、疼痛强度最低限度地参与的测量方法；它对能改变疼痛过程中的药理学和非药理学的处置敏感，它与疼痛测量的词语和数字定量表高度相关；作为一种测量疼痛感觉强度的方法，VAS的主要优点是它的比率衡量性质，它更适合于准确表达从多个时间点或从多个独立的个体样本获得的VAS测量间的百分率差异。主要缺点是它假定疼痛是一种单一方面的"强度"经历，而忽视了直观过程中的形式、颜色、质地和其他许多方面。评估疼痛程度的方法还有疼痛问卷表和行为测定法等。

对于患有老年性痴呆的患者，疼痛评估常常变得不容易，应采用综合评估的方法。因此，对老年人慢性疼痛的评估，应当采取多种方法，尽量让其选择最为适合他的方法，即筛选出个体化的评估方法，或者当一种方法无效时，应当适时更换别种评估方法，也可以同时结合几种评估方法进行综合评估，从而得出一个较为客观的评估结果，进而指导诊断和治疗。

四、老年人慢性疼痛的治疗

老年人慢性疼痛的治疗需要综合的干预措施（药物、非药物方法联合应用）以减轻疼痛、恢复机体的功能，并有效缓解患者的焦虑、抑郁、愤怒等不良情绪。慢性疼痛治疗的两个主要目标：①缓解疼痛；②改善功能状态。治疗方法包括药物疗法、神经阻滞疗法、微创介入疗法、心理治疗、生物治疗及基因治疗等方法均可个性化地采用，同时以尽可能减少甚至避免相关治疗风险为前提。

（一）药物疗法

1. WHO癌痛三阶梯治疗的具体方法

第一阶梯，轻度疼痛时，选用非阿片类镇痛药，代表药物是阿司匹林。也可选用胃肠道反应较轻的布洛芬和对乙酸氨基酚等。

第二阶梯，在轻、中度疼痛时，单用非阿片类镇痛药不能控制疼痛，应加用弱阿片类药以提高镇痛效果。代表药物为可待因。

第三阶梯，选用强阿片类药，代表药物是吗啡。其选用应根据疼痛的强度（如中、重度癌痛者）而不是根据癌症的预后或生命的时限。常用缓释或控释剂型。

2. WHO用于癌痛治疗三阶梯治疗方法也同样适用于老年人慢性非癌痛的治疗。WHO强调：慢性非癌痛的治疗应采取药物和非药物结合的多元化治疗方法。

（二）非药物疗法

1. 神经阻滞疗法　神经阻滞疗法是疼痛治疗的重要方法，也是麻醉医师的业务内容。对于治疗的难治性、长期性，以及老年患者对药物的耐受性等诸多原因的影响，此时可根据患病部位，在没有禁忌证的情况下选用相应的神经阻滞疗法，必要时甚至可行神经毁损疗法如三叉神经干或半月神经节毁损疗法，常会收到意想不到的效果。

2. 微创介入疗法　介入治疗适应证及方法主要包括以下内容。

(1) 慢性颈、腰背、腿痛的介入治疗。胶原蛋白酶和（或）臭氧单独或联合应用于椎间盘突出症的治疗已被证实为一种微创的根治性解决方法。

(2) 顽固性的慢性腰背疼痛，当采用上述疗法均告无效时，可考虑采用脊髓内置入神经刺激器或植入吗啡泵，但治疗前必须权衡效益与风险的比值，慎重选用。

3. 基因治疗　基因治疗作为一种新的生物干预手段，主要包括间接体内疗法和直接体内疗法两种。前者又称细胞移植疗法，是早期疼痛基因治疗最常用的方法，被认为是一种接近于生理的、有效的镇痛方法。它是基因治疗与移植技术相结合的方法，其要点是选择合适的基因、靶细胞和最有效基因转移方法。嗜铬细胞移植即属此类。后者是将治疗基因导入体内，改变与修复机体的遗传物质，以此特异地干预疼痛的生物学行为，达到治疗目的。主要包括上调抗痛基因和下调致痛基因的表达两种方式。

4. 心理治疗　　众多研究表明，慢性疼痛的持续存在，会导致患者焦虑、紧张、甚至陷于抑郁状态，严重者可诱发自杀倾向或自杀行为，老年患者由于慢性疼痛导致活动能力、社交能力等明显下降，此时更容易出现精神障碍甚至精神性疾病的发生。慢性疼痛伴有抑郁的发病机制尚不十分清楚，可能与患者长期受慢性疼痛的折磨、劳动力丧失或下降、生活质量降低，多次治疗效果欠佳，对治疗失去信心，或长期就诊，经济拮据，自尊心受损等有关。对慢性疼痛患者给予恰当的医学干预措施，包括一些药物治疗和非药物治疗如支持、暗示、放松、认知行为治疗，以及其他的心理危机干预等，目的是解除疼痛，缓解焦虑和抑郁，可使患者的生命和生活质量共存。

老年慢性疼痛的治疗则应当强调躯体治疗和心理治疗在内的综合治疗，并且必须要注意治疗的安全性与有效性，尽量减少由于疼痛诊疗带来的额外的痛苦；必要时也可采用微创介入技术、基因技术。

第六节　睡眠障碍

睡眠是一种昼夜节律性的复杂生理现象，睡眠中枢和昼夜节律中枢由下丘脑前部、网状激活系统、视交叉上核及松果体组成。老年人睡眠模式随年龄增长而发生变化，睡眠结构和睡眠-觉醒节律发生改变。随着年龄增长，人类每天的睡眠时间呈递减趋势。老年人睡眠改变的特点有：总夜间睡眠时间及有效睡眠时间减少，入睡时间延长，睡眠质量下降，浅睡眠比例增多，深睡眠比例减少，昼夜节律时相提前，早睡早醒，夜间觉醒次数增加，日间睡眠增多甚至昼夜颠倒等。由此可见，老年人容易发生睡眠障碍。老年人并非睡眠需要减少，而是睡眠能力减退。睡眠障碍能引起相当的醒觉时病态（如生活质量下降甚至致命性损害），因此，它是目前老年医学研究的重点。

一、定义

睡眠障碍（sleep disorder）是指持续长时间的睡眠质和（或）量不能满足个体的生理需要，并且影响日间功能的综合征。常常表现为入睡困难、维持睡眠困难、早醒等。

二、流行病学

睡眠障碍是老年人常见综合征，国外研究显示，在60—90岁老年人中，有80%～90%被睡眠障碍困扰。我国社区老年人中，约有50%存在各种形式的睡眠障碍，女性发病率高于男性，随年龄增长，发病率呈增高趋势。

三、失眠病因

睡眠障碍与心理因素、环境因素、躯体因素、精神因素等均密切相关，老年人因躯体因素导致睡眠障碍的比例较年轻人大幅增加。

1. 躯体疾病　老年人常患有前列腺增生、糖尿病及高血压引起肾脏损害导致夜尿增多、排尿控制障碍所致排尿频次增多、关节痛、慢性疼痛等疾病，均干扰睡眠的正常生理节律，使睡眠浅、易醒、再次入睡困难、睡眠时间减少等。痴呆及帕金森等神经变性疾病也会伴随各种类型的睡眠障碍或睡眠紊乱。

2. 生理性原因　老年人新陈代谢减慢，大脑皮质功能减弱，体力活动减少，影响正常睡眠质量。

3. 不良的睡眠习惯　老年人退休后日间活动减少，白天睡眠时间过长，扰乱了正常的睡眠节律，导致夜间质量下降。此外喝浓茶、咖啡、饮酒等，会影响神经中枢的兴奋性，从而影响睡眠。

4. 精神心理因素　老年人与社会接触减少，对社会的适应能力下降，负性情绪增加，同时易发生抑郁和焦虑，均可引起睡眠障碍。

5. 不良的睡眠环境　老年人对于睡眠环境更为敏感，光线、噪声、室内温度异常、照顾幼童等均会影响睡眠，长此以往，发生睡眠障碍。

6. 药物性因素　老年人基础疾病较多，服用药物数量增加，可能会引起睡眠障碍，如皮质类固醇药、抗帕金森药、支气管扩张药等。

四、临床表现

失眠者中，以入睡困难最多见，其次是睡眠表浅和早醒，有些以上情况并存。对睡眠障碍产生越来越多的恐惧和对失眠所致的后果过分担心，导致睡眠障碍陷入恶性循环。

五、临床诊断

主要依靠患者主诉，但要除外部分睡眠体验不足而睡眠时间无异常并对日间生活无影响者，需通过多导睡眠图明确诊断。

六、干预治疗

1. 一般治疗　进行睡眠卫生教育，改善睡眠环境，培养良好睡眠习惯，保持平和愉快的心境。查找并去除失眠的诱因，控制午睡时间、避免睡前饮用含咖啡因的饮料和酒精类饮品、避免晚饭过饱、避免睡前剧烈运动等。

2. 病因治疗　老年人中躯体疾病导致睡眠障碍的比例明显增加，需完善检查除外是否有躯体或精神疾病等，若有需首先治疗原发疾病。

3. 药物治疗　对于老年人，镇静药的选择要注意半衰期短、不良反应和依赖性小的药物为主。

4. 中医治疗　中药辅助、针灸按摩、物理治疗等，对睡眠障碍均有一定的疗效。

5. 心理治疗　帮助其妥善处理生活中的矛盾，给睡眠障碍患者关心和安慰，消除顾虑，安定情绪。

6. 行为治疗　生物反馈、放松训练、自我催眠等治疗方法均可改善睡眠前紧张状态，消除对失眠的焦虑和恐惧，使患者易于入睡。

七、护理

老年人发生睡眠障碍，尤其是应用半衰期较长的镇静药，影响日间觉醒状态，易发生跌倒及影响老年人的记忆力、注意力等，同时镇静药的应用，影响夜间因夜尿增多等因素起床时的觉醒程度，夜间跌倒大幅增加，需加强陪护，避免意外发生。

第3章　老年人常见疾病处理

第一节　冠心病

随着世界人口结构的变化，老龄化社会在逐步形成。冠心病成为威胁老年人健康的主要杀手，而老年冠心病患者在其临床表现与治疗措施上有其特殊性，为了早期明确诊断，及时采取治疗措施，必须了解老年冠心病的特点。

一、流行病学

研究表明，年龄是老年冠心病的发生发展的独立危险因子，目前认为，男性＞45岁，女性＞55岁就可作为冠心病的危险因子。而人口逐步老龄化，以及冠心病诊断及治疗的迅速发展，是目前老年冠心病不断增多的重要原因。

二、老年冠心病的特点

老年冠心病患者常合并有瓣膜病、左心室肥厚及功能不全、高血压、糖尿病、脂代谢异常、脑血管疾病、周围血管疾病、肝肾功能不全等多器官系统问题。老年冠心病患者伴随症状多，病情复杂，预后差。这是因为老年人冠状动脉病变较年轻人严重且广泛，常伴有冠状动脉的钙化及左主干病变，因此其充血性心力衰竭、肺水肿、心源性休克的发生率高。

三、老年冠心病分型

1. 稳定性冠心病　其特点是发生可逆性的心肌需氧和（或）供氧不匹配，与缺血或低氧有关，通常由运动、情绪或其他负荷状态诱发，可重复出现，但也可呈自发性发作。临床表现包括劳力性心绞痛、血管痉挛所致静息性心绞痛、无症状性心绞痛、缺血性心肌病等。

2. 急性冠状动脉综合征　老年患者急性冠状动脉综合征的发病机制为冠状动

脉病变常呈现多支血管多部位弥漫病变的特点，主要包括ST段抬高型心肌梗死（STEMI）、非ST段抬高型心肌梗死（NSTEMI）和不稳定性心绞痛，临床表现为非ST段抬高型心肌梗死的比例较高。建议所有可疑心绞痛症状反复发作、持续不缓解，伴或不伴血流动力学不稳定的患者住院观察动态心电图和心肌标记物的变化，并结合其他检查手段及时确诊。

四、诊断

稳定性心绞痛患者，主要通过心电图、运动心电图、超声心动图、核素心肌显像、冠状动脉CT与MRI进行诊断，也可以通过有创的经皮冠状动脉造影。老年患者多合并肾功能减退、合并用药如二甲双胍等药物的比例高，故在冠状动脉造影围术期的处理应注意。

临床症状对判断急性冠状动脉综合征发生具有重要的临床意义，但老年患者出现典型心绞痛症状者较少。由于患者本身的疼痛阈值变化、合并糖尿病等影响内脏感觉神经，因骨关节肌肉并发症而服用非甾体抗炎药的原因，其他消化系统、呼吸系统、神经系统的慢性疾病的干扰，使多数老年患者不能明确是否发生心绞痛，甚至呈现无症状的急性冠状动脉综合征。因此，应该通过病史、体检、心电图、实验室化验检查进行综合分析。

五、治疗

药物治疗是慢性稳定性冠心病治疗的主要措施，缓解缺血症状和改善远期预后是主要原则。对于老年稳定性冠心病患者，在充分药物治疗基础上，如无缺血发作的证据，不建议积极行经皮冠状动脉介入术治疗。如仍有反复心绞痛发作，血运重建治疗能够带来生活质量和生存率的获益，在个体化评估的前提下应持积极态度。此外运动和康复可使老年患者获益。

急性冠状动脉综合征患者因其病变特点，病死率高原因在于一方面由于高龄患者急性冠状动脉综合征早期及时诊断比较困难；另一方面未给予理想的、及时的治疗，降低了治疗获益。对于ST段抬高型心肌梗死，建议尽早再灌注治疗，如果病变不适宜经皮冠状动脉介入术，建议有条件的医疗单位考虑急诊冠状动脉旁路移植术治疗。主动脉球囊反搏支持下早期完成经皮冠状动脉介入术或冠状动脉旁路移植术治疗可改善患者的预后。

第二节　高　血　压

一、老年高血压的定义

年龄≥60岁、血压持续或3次以上非同日坐位收缩压≥140mmHg和（或）舒张压≥90mmHg。若收缩压≥140mmHg，舒张压＜90mmHg，定义为单纯收缩期高血压（ISH）。

二、老年人血压的测量

准确测量血压对于老年高血压诊治至关重要，需注意以下问题：①测量血压前患者需静坐5min，一般测量坐位血压，将血压袖带与心脏保持同一水平；②与诊室血压测量相比，非诊室血压检测（特别是家庭自测血压）有助于提高血压评估的准确性；③首次就诊应测量双侧上臂血压；④首次就诊或调整治疗方案后需测量卧立位血压，观察有无体位性低血压；⑤家庭自测血压可测量2或3次取平均值；⑥测量血压时测量脉率。

不同测量方法的血压正常值：诊室血压＜140/90mmHg，家庭自测血压＜135/85mmHg，24h平均动态血压＜130/80mmHg，24h动态血压清醒时平均血压＜135/85mmHg。

近年，推荐采用示波技术的自动电子血压计测定诊室血压（automated office blood pressure，AOBP），收缩压≥135mmHg或舒张压≥85mmHg定义为高血压。家庭自测血压对于老年高血压患者监测血压及疗效评估有重要价值，应鼓励老年高血压患者掌握基本测量方法并使用袖带式电子血压计测量血压，加强血压的自我管理。对于精神紧张或焦虑的老年患者不鼓励自测血压。血压波动大或血压控制不理想时可监测24h动态血压，条件允许时可作为老年高血压患者诊断及疗效监测的常规检查项目。

三、老年人高血压的临床特点

1. 收缩压增高为主　老年人收缩压随增龄升高,舒张压60岁后呈降低趋势。与舒张压相比,收缩压与心、脑、肾靶器官损害的关系更为密切,是心脑血管事件更重要的独立预测因素。

2. 脉压增大　脉压是反映动脉弹性功能的指标,与生理老化和多种导致血管老化的疾病相关。脉压增大是老年高血压的特点,定义为脉压>40mmHg,老年人的脉压可达50～100mmHg。多项研究显示,老年人脉压与全因死亡、心血管死亡、卒中和冠心病发病呈正相关,但老年患者的脉压对心血管事件的预测价值不优于收缩压。

3. 血压波动大　随着年龄增长,老年高血压患者的血压易随情绪、季节和体位的变化明显波动,清晨高血压多见。老年人血压波动增加了降压治疗的难度,需谨慎选择降压药物。此外,老年高血压患者常伴有冠状动脉、肾动脉、颈动脉及颅内动脉病变等,血压急剧波动时,心脑血管事件及靶器官损害可显著增加。

4. 直立性低血压　直立性低血压是指从卧位改变为直立体位(或至少60°的直立倾斜试验)3min内,收缩压下降≥20mmHg或舒张压下降≥10mmHg,同时伴有头晕或晕厥等脑循环灌注不足的症状。老年患者由于血管硬化,动脉顺应性降低,自主神经系统调节功能减退,容易发生直立性低血压。当高血压伴有糖尿病、低血容量,或使用利尿药、扩血管药及精神类药物时更容易发生直立性低血压。因此,在老年人高血压的诊治过程中需要注意测量卧、立位血压。

5. 餐后低血压(postprandial hypotension,PPH)　定义为进餐后2h内收缩压下降≥20mmHg或餐前收缩压≥100mmHg、餐后收缩压<90mmHg,并于进餐后出现头晕、晕厥、心绞痛等低血压相关症状。

6. 血压昼夜节律异常　健康成年人的夜间血压水平较日间降低10%～20%(杓型血压节律)。老年高血压患者常伴有血压昼夜节律的异常,表现为夜间血压下降幅度<10%(非杓型)或>20%(超杓型),甚至夜间血压反较白天升高(反杓型),血压昼夜节律异常更易发生心、脑、肾等靶器官损害。老年高血压患者非杓型血压发生率可达60%以上。与年轻患者相比,血压的昼夜节律异常与老年人靶器官损害关系更为密切。

7. **诊室高血压** 又称白大衣高血压（white coat hypertension），指患者就诊时由医生或护士在诊室内所测血压收缩压≥140mmHg，或舒张压≥90mmHg，而在家中自测血压或动态血压监测不高的现象。老年人诊室高血压常见，易导致过度降压治疗。对于诊室血压增高者应加强血压监测，鼓励患者家庭自测血压，必要时行动态血压监测评估是否存在诊室高血压。必要时校对血压计，避免测量误差。诊室高血压患者常伴有代谢异常，心脑血管风险增加。

8. **多种疾病并存，并发症多** 老年高血压常伴动脉硬化性心血管疾病及心脑血管疾病的其他危险因素，部分患者多种疾病并存。若血压长期控制不理想，更易导致或加重靶器官损害，显著增加心脑血管病死率及总死亡率。部分老年人高血压及伴随疾病的临床表现不典型，容易漏诊，应进行综合评估并制定合理的治疗措施。老年患者脑血管病常见，应注意筛查和评估。若患者存在≥70%的双侧颈动脉狭窄或存在严重颅内动脉狭窄，过度降血压或血压波动可增加缺血性卒中的危险。

9. **容易漏诊、误诊的高血压**

(1) 继发性高血压（secondary hypertension）：老年人继发性高血压较常见，如肾血管性高血压、肾性高血压、原发性醛固酮增多症及嗜铬细胞瘤等。如果血压在短时内突然升高、原有高血压突然加重，或应用多种降压药物治疗后血压仍难以控制，应注意排除继发性高血压。老年人睡眠呼吸暂停低通气综合征（obstructive sleep apnea hypopnea syndrome，OSAHS）可导致高血压或使高血压加重，表现为夜间睡眠或晨起血压升高，血压昼夜节律改变。

(2) 隐匿性高血压（masked hypertension）：是指患者在诊室内血压正常，动态血压或家中自测血压升高的临床现象。诊断标准：诊室血压＜140/90mmHg，家庭自测血压收缩压≥135mmHg和（或）舒张压≥85mmHg；动态血压监测日间收缩压≥135mmHg和（或）舒张压≥85mmHg。隐匿性高血压患者靶器官损害风险增加。

(3) 假性高血压（pseudohypertension）：是指袖带法所测血压值高于动脉内测压值的现象，收缩压增高≥10mmHg或舒张压增高≥15mmHg，多见于严重动脉硬化老年患者。肱动脉钙化和僵硬导致血压袖带充气加压后难以压缩,听诊测得血压高于动脉内压。持续血压高无明显靶器官损害或经降压药物治疗后出现低血压症状而袖带血压仍持续升高的老年人应注意排除假性高血压。可通过测定无创中心动脉压或直接测量动脉内压力获得准确的血压值。

四、老年人降压治疗目标及诊治流程

老年高血压治疗的主要目标是保护靶器官,最大限度地降低心脑血管事件和死亡的风险。≥65岁老年人推荐血压控制目标<150/90mmHg,若能够耐受可降低至140/90mmHg以下。对于收缩压140~149mmHg的老年患者,可考虑使用降血压药治疗,在治疗过程中需监测血压变化,以及有无心、脑、肾灌注不足的临床表现。

对于高血压合并心、脑、肾等靶器官损害的老年患者,建议采取个体化、分级达标的治疗策略。首先将血压降低至150/90mmHg以下,耐受良好者可降低至140/90mmHg以下。对于年龄<80岁且一般状况好、能耐受降压的老年患者,可降至130/80mmHg以下;≥80岁的患者,建议降至150/90mmHg以下,如能耐受降压治疗,可降至140/90mmHg以下。由于我国老年人卒中患病率远高于西方人群,降压治疗对预防卒中尤为重要。对于有症状的颈动脉狭窄患者,降血压治疗应慎重,不应过快过度降低血压,如能耐受可降至140/90mmHg以下。过度降压不利于各重要脏器的血流灌注,增加了老年人晕厥、跌倒、骨折和死亡的风险。对于伴有缺血性心脏病的老年高血压患者,在强调收缩压达标的同时应关注舒张压,舒张压<60mmHg时应在密切监测下逐步达到收缩压目标。降血压药的降血压幅度与基线血压水平相关,基线血压越高其降压幅度越大。降血压药更多降低收缩压、对舒张压的降幅小。老年患者降血压治疗应强调收缩压达标,强调在患者能耐受的前提下逐步降血压达标,避免过快、过度降低血压。

老年高血压患者常同时合并多种疾病,存在多种心脑血管疾病的危险因素和(或)靶器官损害,多数患者需联合使用两种或两种以上降血压药才能达到降血压目标。应根据患者的个体特征、并存的临床疾病及合并用药情况合理选择降血压药,同时评估并干预心脑血管病危险因素。降血压药应从小剂量开始,逐渐增加剂量或种类，逐步使血压达标，避免降血压速度过快并密切观察有无降血压治疗相关的脑供血不足及心肌缺血的症状及药物不良反应，避免直立性低血压或过度降血压带来的伤害。对于体位性血压变化明显者应监测坐、立、卧位血压。

五、老年人高血压的治疗

（一）非药物治疗

非药物治疗是降血压治疗的重要措施，应鼓励患者纠正不良生活习惯。

(1) 限制食盐摄入：老年人常见盐敏感性高血压，限制食盐摄入尤为重要。建议每日摄盐量应<6g。同时，应警惕过度限盐导致低钠血症。

(2) 平衡膳食：鼓励老年人摄入多种新鲜蔬菜、水果、鱼类、豆类及制品、粗粮、脱脂奶，以及其他富含钾、钙、膳食纤维及多不饱和脂肪酸的食物。

(3) 戒烟、避免吸二手烟：烟草增加心脑血管事件发生率及病死率，应戒烟及避免吸入二手烟。

(4) 限制饮酒：不鼓励老年人饮酒，饮酒者限制每日饮酒量，每日酒精摄入量男性<25g，女性<15g。应注意酒精对药物疗效的影响。

$$纯酒精量（g）=饮酒量（ml）×酒精度数（\%）×0.8$$

(5) 适度减轻体重：减重有利于降低血压，建议将BMI控制在$25kg/m^2$以内。

(6) 坚持规律有氧运动：有助于降低血压，可根据个人爱好和身体状况选择容易坚持的运动方式，如快步走，一般每周5次，每次30~60min。

(7) 保持心理健康：避免情绪波动和应激，保持精神愉快、心理平衡和生活规律，治疗焦虑、抑郁等精神疾病。

注意事项：老年人（特别是高龄老年人）过度严格控制饮食及限制食盐摄入可导致营养不良及电解质紊乱（如低钠低钾血症）。老年人过快、过度减轻体重可影响生活质量，甚至因免疫力降低而发生其他疾病。老年人血压受季节变化影响，存在夏季血压低、冬季血压高的特点，需监测血压变化并及时调整降压药物。

（二）降血压药治疗

合理选择降血压药有利于提高血压达标率、降低心脑血管病的患病率及病死率，预防靶器官损害（卒中、冠心病、心力衰竭和肾功能不全）。治疗老年高血压的理想降血压药应符合以下条件：①平稳、有效降压；②安全性好，不良反应少；③服用简便，依从性好。

1. 常用降血压药　临床常用的钙通道阻滞药（CCB）、利尿药、血管紧张素转化酶抑制药（ACEI）、血管紧张素受体拮抗药（ARB）及β受体拮抗药，均可用于老年高血压的初始治疗。应根据患者是否存在靶器官损害、并存疾病、心脑血管病的危险因素等个体状况选择降血压药。

(1) 钙通道阻滞药：长效二氢吡啶类钙通道阻滞药降血压疗效好，适用于低肾素或低交感活性的患者，无绝对禁忌证，不良反应少。主要不良反应包括水肿、头痛、面色潮红、牙龈增生、便秘等。非二氢吡啶类钙通道阻滞药维拉帕米、地尔硫䓬慎用于心功能不全、心脏房室传导异常及病态窦房结综合征患者，硝苯地平慎用于心动过速、急性冠状动脉综合征及心功能不全患者。

(2) 利尿药：推荐用于老年高血压患者的初始及联合降血压治疗，尤其适用于合并心力衰竭、水肿的老年高血压患者。常用小剂量噻嗪类利尿药（如氢氯噻嗪6.25～12.5mg/d、吲达帕胺1.25～2.5mg/d）。利尿药的不良反应呈剂量依赖性，大剂量利尿药长期使用增加电解质糖脂代谢异常的风险，需监测肾功能及电解质，避免发生低钾血症和高尿酸血症。eGFR＜30ml/（min·1.73m^2）时应使用襻利尿药如托拉塞米或呋塞米等。

留钾利尿药螺内酯、依普利酮、阿米洛利等可用于继发性或顽固性高血压的治疗，应根据具体情况进行个体化选择。应用时需监测肾功能及血钾变化，血钾＞5.5mmol/L时禁用，慢性肾脏病4期[eGFR＜30ml（min·1.73m^2）]患者慎用留钾利尿药。

(3) 血管紧张素转化酶抑制药或血管紧张素受体拮抗药：推荐用于糖尿病、慢性肾脏疾病或蛋白尿的老年高血压患者，对糖脂代谢影响小，不良反应较少。使用时需排除双侧重度肾动脉狭窄、监测血钾及血肌酐、eGFR水平，血钾＞5.5mmol/L时禁用。慢性肾脏病4期[eGFR＜30ml/（min·1.73m^2）]患者慎用血管紧张素转化酶抑制药或血管紧张素受体拮抗药。

推荐血管紧张素转化酶抑制药用于伴有冠心病、心功能不全的老年高血压患者。血管紧张素转化酶抑制药的主要不良反应包括咳嗽、皮疹；偶见味觉异常、血管神经性水肿，后者严重时可危及生命。血管紧张素受体拮抗药的咳嗽等不良反应较少，血管神经性水肿罕见。

(4) β受体拮抗药：抑制交感神经活性、心肌收缩力和减慢心率。如无禁忌证，推荐用于合并冠心病、慢性心功能不全、快速心律失常、血压波动大伴交感神经活性高的老年高血压患者。需从小剂量起始，根据血压及心率调整剂量。禁用于病态窦房结综合征、2度及2度以上房室传导阻滞、支气管哮喘的患者。老年人常存在窦性心动过缓、窦房结功能异常，应根据患者的具体情况决定是否使用。

(5) α受体拮抗药：伴有前列腺增生症状的老年高血压患者可使用α受体拮抗药。应从小剂量开始、睡前服用，根据患者的疗效逐渐调整剂量。应监测立位血压，以便及时发现直立性低血压。

2. 降血压药物联合治疗 降血压药物联合治疗利用不同机制降压，降压效果好、不良反应少、更有利于靶器官保护。当单药常规剂量不能达到降血压目标时，应联合使用降血压药物治疗。老年高血压患者常需服用2种或2种以上的降血压药物使血压达标。可根据老年个体特点选择不同作用机制的降血压药物，可协同增效、减少不良反应。确定联合治疗方案时应考虑到患者的基线血压水平并存的心血管病危险因素，以及靶器官损害情况。固定复方制剂有助于提高患者服药依从性。

（三）老年高血压合并疾病的降血压目标及药物

老年高血压患者常并发冠心病、心功能不全、脑血管病、慢性肾脏病糖尿病等，应根据个体特点选择降血压治疗方案。

（四）高龄及衰弱老年高血压患者的降血压治疗

80岁或以上老年人定义为高龄老年人。高龄老年人群，如果健康状态良好，建议将血压控制在150/90mmHg以内，如果患者能够耐受，可降至<140/90mmHg。由于高龄患者常合并多种疾病并联合使用多种药物，临床表现复杂，容易发生药物不良反应。在强调降血压达标的同时，需要注意伴随疾病的影响并加强靶器官的保护，避免过度降低血压。高龄患者选择降压药物应更谨

慎，从小剂量开始，尽量避免血压降低速度过快和大幅度血压波动，警惕直立性低血压与餐后低血压，根据患者对降血压药的反应调整剂量或种类。在患者能耐受降血压治疗的前提下，逐渐使血压达标。若治疗过程中出现头晕、心绞痛等心、脑血管灌注不足症状时应减少降血压药物剂量并寻找可能的诱因。

老年人衰弱的定义尚不统一，一般是指具备以下3项或以上临床特征：①一年内不明原因体重减轻≥5kg；②自觉疲乏无力；③握力降低；④行走速度慢；⑤体力活动下降。老年人在启动降血压治疗前，应评估衰弱状态后确定个体化治疗方案。对于衰弱的老年人，应根据综合评估结果确定降血压治疗方案，部分患者需维持较高的血压以保证组织器官的灌注，应避免血压过低和血压波动过大。

六、老年高血压患者的综合管理

老年高血压患者常并存其他疾病或心脑血管病的危险因素，应加强综合管理。老年高血压患者的血脂、血糖管理及抗栓治疗原则与一般成年人群相似，参见相关指南。

1. 应关注老年患者的特殊性　老年高血压合并血脂异常的患者可从他汀类药物治疗中获益。通常，中小剂量的他汀类药物治疗可使多数老年患者的总胆固醇和低密度脂蛋白胆固醇达标。

2. 应关注老年患者服用药物相互作用　老年人常服用多种药物，需注意药物间的相互作用，并监测不良反应。低血糖对老年人危害更大，合并糖尿病老年高血压患者使用降血糖药时应加强血糖监测，尽量避免使用容易发生低血糖的降血糖药。对于健康状况好、无低血糖发作、预期寿命长的老年患者，糖化血红蛋白的控制目标为＜7.0%，健康状况较差的患者可放宽至7.5%～8.0%。

3. 应关注心脑血管病高风险的老年高血压患者　使用小剂量阿司匹林可降低心脑血管事件的风险，但应在认真评估获益明显超过风险、不存在出血高危因素、血压控制良好（＜150/90mmHg）时使用，用药过程中应监测出血倾向及不良反应。

常见老年高血压合并疾病的降血压目标及药物选择见表3-1。

表 3-1　老年高血压合并疾病的降压目标及药物选择

合并疾病	降血压目标及推荐用药
卒中	(1) 急性缺血性卒中发病1周内降血压治疗应谨慎，一般先处理焦虑、疼痛、恶心、呕吐和颅内压增高等情况；若血压持续升高≥200/110mmHg，可使用降血压药缓慢降血压（24h降血压幅度＜15%），并严密观察血压变化 (2) 急性缺血性卒中拟溶栓治疗时，血压应控制在180/100mmHg以内 (3) 急性缺血性卒中，如患者病情平稳，血压持续＞140/90mmHg，可于卒中发病数天后恢复发病前使用的降血压药或启动降血压药治疗 (4) 缺血性卒中血压长期控制目标为＜140/90mmHg，近期腔隙性脑梗死患者的血压可控制至＜130/80mmHg (5) 急性脑出血早期积极降血压可能改善预后，如无禁忌，血压可降至140/90mmHg；当颅内压增高时，血压≥180/100mmHg时给予降血压治疗，目标血压为160/90mmHg (6) 脑出血患者的血压长期控制目标＜130/80mmHg
冠心病	血压控制目标＜140/90mmHg，如能耐受降血压治疗可降至130/80mmHg；如无禁忌证，首选β受体拮抗药、血管紧张素转化酶抑制药，血管紧张素转化酶抑制药不能耐受时使用血管紧张素受体拮抗药；血压或心绞痛难以控制时，可使用钙通道阻滞药；舒张压低于60mmHg时降血压应谨慎，在密切监测下逐步达到收缩压降血压目标
慢性心力衰竭	血压控制目标＜130/80mmHg，高龄患者＜140/90mmHg；若无禁忌证，首选β受体拮抗药、血管紧张素转化酶抑制药、利尿药及醛固酮受体拮抗药治疗；血管紧张素转化酶抑制药不能耐受时使用血管紧张素受体拮抗药替代
肾功能不全	血压控制目标＜130/80mmHg，高龄患者＜140/90mmHg；若无禁忌证，首选血管紧张素转化酶抑制药或血管紧张素受体拮抗药，从小剂量开始并监测肾功能和血钾变化；慢性肾脏病4期[eGFR＜30ml/（min·1.73m^2）]患者可使用钙通道阻滞药、襻利尿药、α及β受体拮抗药等，慎用血管紧张素转化酶抑制药或血管紧张素受体拮抗药
糖尿病	血压控制目标＜140/90mmHg，若能耐受可降至130/80mmHg；首选血管紧张素转化酶抑制药或血管紧张素受体拮抗药

第三节　糖尿病

专家提示：中华医学会采用的推荐强度（Ⅰ～Ⅳ级）及治疗措施的证据水平（A～D级）如下。

　　Ⅰ级　基于A级证据或专家高度一致的共识（如不能做随机对照试验的情况）。

　　Ⅱ级　基于B级证据和专家共识。

　　Ⅲ级　基于C级证据和专家共识。

　　Ⅳ级　基于D级证据和专家共识。

　　A级　多个随机对照试验的Meta分析或系统评价；多个随机对照试验或1个样本量足够的高质量随机对照研究。

　　B级　至少1个较高质量的随机对照研究。

　　C级　未随机分组但设计良好的对照研究，或者设计良好的队列研究或病例对照研究。

　　D级　无同期对照的系列病例分析和专家意见。

一、综合评估的策略

老年糖尿病个性化治疗方案的制定应该有对患者情况综合评估的基础。需要提高对患者的了解度。可从以下5个方面进行分析。

1. 了解患者的血糖控制水平：包括总体水平（糖化血红蛋白是最好的证据）、实际血糖波动情况（幅度大小和影响因素）、血糖变化的特点（空腹抑或餐后血糖升高为主，短期还是长期高血糖）；影响血糖控制的因素，包括饮食和运动情况、现有降血糖药应用（剂量、方法）、低血糖发生的风险等。要求和督促患者自测血糖，首先推荐监测早、晚餐前血糖（最基本观测点），根据需要测定三餐前和三餐后2h加晚睡前血糖（全天血糖观测），获知患者血糖变化的类型，为调整降糖治疗打好基础（Ⅳ）。

2. 了解患者自身糖调节能力：对新就诊的老年糖尿病患者，有条件时可与血糖检测同步测定患者的血浆胰岛素和（或）C肽浓度，结合病程、血糖变化情况了解患者胰岛B细胞分泌水平，有助于选择合适的降血糖药（Ⅳ）。

3. 评估患者是否合并高血压、血脂异常、高尿酸和肥胖，同时测定血液中肝酶和肾功能指标，有条件测定血蛋白质、电解质、同型半胱氨酸水平，有助于评定患者的心血管疾病风险和确定饮食食谱，为患者制定综合治疗方案（Ⅳ）。

4. 通过眼底检查、尿液白蛋白/肌酐比值测定、颈动脉B超检查等，进行糖尿病并发症的早期筛查，了解是否存在糖尿病的血管并发症，评估心脑血管病变风险。根据既往病史、体征、相关检查，了解主要脏器功能是否存在异常或潜在的功能不全。有否其他伴存影响寿命的恶性肿瘤、严重疾病，营养状况如何（可借助营养筛查表），评估预期寿命（Ⅳ）。

5. 评估患者的自我管理水平：从智能（文化水平、理解能力和智力测评）和体能（肢体运动的灵活度和耐力）方面判断患者的个人能力，包括认知功能（借助简易精神状态检查表，蒙特利尔认知评估表）、体能损害、跌倒和骨折风险、精神（老年抑郁量表）、视力和听力损害程度；从糖尿病知识获取程度和自我健康需求判断患者的自我约束力；从患者实际医疗需求和医疗经费是否充足了解患者治病的财力（个人家庭和社会支持的总和）（Ⅳ）。

老年科医生及护士应该充分了解上述5个方面的内容，对患者进行完善的评估，也可根据实际条件进行项目选择。第1、2条是合理选用降糖药的基础，规避滥用药；第3、4条是综合治疗、全面控制心血管风险、保护脏器功能的基础，第5条有助于评估患者的自我管理能力，综合考虑为患者制定量身打造的治疗方案。基层医疗单位可根据实际条件进行评估，尽可能做到对患者有全面了解，方能实施个性化治疗和管理。

二、"四早"原则

1. 早预防　慢性病的预防需遵从"治未病"理念，积极进行糖尿病防治知识的学习和宣教，提倡健康生活方式，增加运动。特别是糖尿病的高危人群（有家族史者、腹型肥胖者、高血压患者、高三酰甘油血症患者、高胰岛素血症患者）应列为重点防治对象，做好糖尿病的初级预防（防发病）（B）。

2. 早诊断　2型糖尿病的发生有较长的前期过程，包括高胰岛素-正常血糖的代偿期、血糖轻度异常的糖尿病前期[以空腹血糖（FPG）升高为主的空腹血糖受损和以糖负荷后2h血糖（2hPG）升高为主的糖耐量减低，也可两者并存]，直到糖尿病的早期阶段（血糖轻中度升高）。在不能改变遗传现状的情况下，鼓励高危患者定期体检和进行糖尿病筛查，以便早发现潜在的糖尿病威胁，早开始保护自身B细胞功能。联合空腹血糖、随机或糖负荷后2h血糖和糖化血红蛋白（HbA1c）（检测方法需经国际化标准认定），或采用口服葡萄糖（75g）耐量试验（OGTT）进行糖尿病筛查，有助于减少漏诊率（B）。在确定糖尿病诊断时，标准可适当放宽；切勿放松处于糖代谢水平异常人群的前期管理。

3. 早治疗　包括早开始治疗性生活方式干预（TLC）、及时开始降血糖药物治疗和适时开始胰岛素治疗。检查发现FPG＞5.6mmol/L、2hPG或随机血糖＞7.8mmol/L或HbA1c＞6.0%，是开始通过治疗性生活方式干预防治糖尿病的警示点（Ⅳ）。如经过3个月治疗性生活方式干预，仍HbA1c＞6.5%需考虑开始非胰岛素促泌剂类口服降血糖药干预（Ⅳ）。老年糖尿病患者在饮食和运动治疗的基础上HbA1c＞7.0%，需要考虑单药或联合口服降血糖药治疗，根据患者胰岛素水平、肥胖程度及血糖波动的特点，将HbA1c控制到7.0%以内（B）。联合2种以上口服降血糖药治疗后HbA1c仍＞7.0%，可以起始胰岛素治疗（A），一般首选基础胰岛素治疗（Ⅳ）。但对饮食控制差、肥胖、自身胰岛素分泌水平不低的患者不宜过早应用胰岛素，需先严格生活方式管理并减轻体重（Ⅳ）。

4. 早达标　老年糖尿病患者的个性化控制目标包括血糖和非血糖的其他代谢相关指标。已有研究显示，对存在多项心血管危险因素的老年糖尿病患者单纯控制血糖可能得不到心血管获益，而综合防治心血管多危险因素则可能获益（B）。

三、个性化控制目标的制定

制定个性化控制目标的目的是在治疗中使患者的生存获得最大利益和最小风险，落实过程中需兼顾来自医生角度的判断与患者自身承受能力的协调。

1. 血糖相关指标　一般情况下慢性高血糖引起的损害有一定时间效应（A）。HbA1c≥6.5%时已存在高血糖对人体损害，可作为诊断标准的研究结论确实（A），HbA1c≥6.5%的诊断特异性高，在中老年人群中相同（Ⅳ）。提示血糖在此水平10年以上危害较大，需要管控。

在制定个性化HbA1c控制标准时，需对患者的预期寿命、降血糖药治疗风险（B细胞功能、低血糖发生、体重增加）、治疗获益程度（已有并发症、脏器功能）、患者承受治疗能力（自我管理水平、医疗条件）等进行综合评估（A）。

对于预期寿命长于10年、低血糖风险小、预计治疗获益大、有较好医疗支持的老年糖尿病患者，HbA1c控制标准以<7.0%为佳，相应FPG<7.0mmol/L和2hPG<10.0mmol/L，且减少血糖波动，并长期保持上述血糖水平（C）。

对新诊断、相对年轻、预期生存期>10年、无并发症及伴发疾病，降血糖治疗无低血糖风险，不需要降血糖药或仅用单种非胰岛素促泌剂降血糖药、治疗依从性好的患者，可考虑将HbA1c控制到接近正常人水平（Ⅳ）。

尽管美国糖尿病协会（ADA）进一步提升了老年人HbA1c控制水平，但还缺乏老年糖尿病患者优化血糖管理是否能获益的研究证据。老年患者实际情况差异很大，应在全面评估的基础上，遵循个体化的原则，选择不同的控制标准，可参考如下分层。

(1) HbA1c<7.5%适用于预期生存期>10年、较轻并发症及伴发疾病，有一定低血糖风险，应用胰岛素促泌剂类降血糖药或以胰岛素治疗为主的2型和1型糖尿病患者。

(2) HbA1c<8.0%适用于预期生存期>5年、中等程度并发症及伴发疾病，有低血糖风险，应用胰岛素促泌剂类降血糖药或以多次胰岛素注射治疗为主的老年糖尿病患者。

(3) HbA1c<8.5%如有预期寿命<5年、完全丧失自我管理能力等情况，HbA1c的控制标准可放宽至<8.5%，尚需避免严重高血糖（>16.7mmol/L）引发的糖尿病急性并发症和难治性感染等情况发生。消除糖尿（血糖水平<11.1mmol/L）是老年糖尿病患者治疗的一个重要目标，有利于改善高血糖渗透性利尿（引起血容量减少，夜尿多等）和营养负平衡（尿糖排出）。

2. 非血糖的其他代谢相关指标　参见本节"五、老年糖尿病合并多种代谢异常的综合治疗"。

四、老年糖尿病降血糖治疗的措施

降血糖治疗需要掌握患者各类血糖变化的特点，为其提供针对性强、便于操作的降血糖药治疗方案，方能达到理想的血糖控制效果。

（一）重视基础治疗

糖尿病的基础治疗包括教育和管理、饮食和运动两方面。缺乏糖尿病防治知识是血糖控制差的最主要原因。重视老年患者的教育和管理是提高糖尿病治疗水平的重要举措。对任何年龄段的患者来说，营养管理都是糖尿病治疗中的一个重要组成部分（A）。

老年糖尿病患者的饮食管理应当保证所需热量供给、合理调配饮食结构（适当限制甜食，多进食能量密度高且富含膳食纤维、升血糖指数低的食物）和进餐模式（少吃多餐、慢吃、后吃主食），以保持良好的营养状况、改善生活质量。老年糖尿病患者的饮食结构中，糖类供能应占50%～60%，没有肾脏病限制时，蛋白质的摄入量应为1.0～1.3g/（kg·d），推荐以蛋、奶制品、动物肉类和大豆蛋白等优质蛋白为主。ADA推荐膳食纤维的摄入量为14g/（1000kcal·d）（1kcal=4.184kJ）（Ⅱ）。具体的配置需要因人而异，适合老年人个体差异大的需求。

老年患者的运动管理更需要个体化。正常体能者、老龄体弱者、肢体残障者、智能障碍者分别选择能进行、容易坚持的全身或肢体运动方式。运动前需进行运动安全性评估。结合轻度、中度运动消耗量安排时间，提倡餐后的适量室内活动与每周3～4次的体能锻炼相结合，有利于缓解餐后高血糖，并保持或增强体质。结合有计划的抗阻力运动，如举重物、抬腿保持等可以帮助老年患者延缓肌肉的减少。肥胖者可通过适当增加有氧运动量消耗脂肪储存（B）

（二）合理应用降血糖药

1. 降血糖药的选用原则　从病理改变的过程看，2型糖尿病的发展包括早期异常血糖-胰岛素代偿性高分泌阶段、糖尿病前期（血糖轻度升高）、糖尿病胰岛素分泌不足阶段、糖尿病胰岛素分泌缺乏4个代表性阶段（Ⅳ）。在选择降糖药的策略上需有所区别。如能在正常血糖胰岛素高分泌代偿阶段开始治疗性生活方式干预，消除引起胰岛素抵抗的原因，可预防糖尿病。糖尿病前期的病理特点表现为胰岛素抵抗+相对分泌不足，保护胰岛B细胞、减轻胰岛素抵抗，必要时辅用非胰岛素促泌剂和肠促胰腺素类药，可以延缓糖尿病发生（A）。糖尿病发展至胰岛素分泌不足阶段，需要联合胰岛素促泌剂、必要时联合基础胰岛素，多重机制降血糖（A）。发展至胰岛素缺乏为主时，需要满足机体对胰岛素的需求，以胰岛素治疗为主（可采用多种治疗模式），辅用口服降血糖药（B）。多次胰岛素注射（强化治疗）：遇到新诊断老年糖尿病伴存高血糖（HbA1c>9.0%）、合并感染或急性并发症、处于手术或应激状态、应用拮抗胰岛素作用的药物（如糖皮质激素）等特殊情况时，因存在明显的胰岛素抵抗、高糖毒性、高脂毒性等加重胰岛B细胞损伤的因素，需积极采用短期一天多次胰岛素强化治疗模式，解除B细胞毒性，尽早纠正高血糖（C）。病情稳定后重新评估，调整治疗模式。一般不推荐老年患者常规降血糖治疗中采用操作难度大的多次胰岛素治疗模式。

目前所有降血糖药的作用机制均较局限，当单药治疗血糖不能达标时，联合机制互补的药物具有更大的优势（A）。除了胰岛素泵能因需调整胰岛素用量外，其他胰岛素制剂往往难顾及患者三餐血糖变化的需求，合用口服降血糖药弥补欠缺是非常实际、有效的治疗模式（A）。

老年前患糖尿病的患者合并大血管、微血管病变的比例远高于老年后患糖尿病者，在治疗选择上要充分考虑到可能对降血糖药应用的影响（C），特别是防止严重低血糖的发生（A）。

老年人低血糖症状多不典型，较多见的是非特异性神经、精神症状，尤其是眩晕、定向障碍、跌倒或突发行为改变。对于存在认知功能障碍的老年人，不能及时识别低血糖，有时会带来严重后果，其危害远高于轻中度高血糖。在老年人出现跌倒、突发行为异常，应该想到低血糖的可能。对用胰岛素促泌剂或胰岛素治疗的老年患者和（或）家属，需要在第一时间告知其低血糖的防治措施，有严重低血糖发生经历的老年患者，如不能彻底阻断发生原因，血糖的控制目标需大步放松，以不发生低血糖、又无严重高血糖为目标（C）。

2.各类降血糖药应用注意点

(1) 非胰岛素促泌剂

①二甲双胍：现有国内外糖尿病指南中均推荐二甲双胍作为2型糖尿病患者控制高血糖的首选或一线用药。它较少的低血糖风险，对于老年人有一定的益处，但是药物带来的胃肠道反应与体重减轻对于瘦弱的老年患者可能不利。双胍类本身没有肾毒性，因以原型从肾脏排出，如果估算的肾小球滤过率（GFR）为45～60ml/min，则二甲双胍应该减量，如果GFR＜45ml/min二甲双胍则不能使用（A）。双胍类禁用于肝功能不全、心力衰竭、缺氧或接受大手术的患者，以避免乳酸性酸中毒的发生。影像学检查使用碘化造影剂时，应暂时停用二甲双胍。

②α-葡萄糖苷酶抑制药：α-葡萄糖苷酶抑制药包括阿卡波糖、伏格列波糖和米格列醇。主要降低餐后血糖并且低血糖的风险较低，对于以糖类为主要能量来源的老年糖尿病患者更为适合（B）。目前阿卡波糖是国内唯一说明书中标明有糖尿病前期服用适应证的降血糖药（A）。服药后的胃肠道反应可能会影响这类药物的使用，采用从小剂量开始，逐渐加量可以有效减少不良反应。单独服用本类药物通常不会发生低血糖。合用α-葡萄糖苷酶抑制药的患者如果出现低血糖，治疗时需使用葡萄糖制剂，食用蔗糖或淀粉类食物纠正低血糖的效果差。该类药物95%以上在肠道水解后排出，不增加肝肾代谢负担。

③格列酮类：包括罗格列酮和吡格列酮，增加胰岛素敏感性作用明确，有延缓糖尿病进程和较长时间稳定血糖的临床疗效。但有增加体重、水肿、加重心力衰竭、骨折的风险，在老年人中的应用还存在一定的负面影响（A）。除老年早期或有特殊需求者外，一般不推荐在老年糖尿病患者中使用（Ⅳ）。

(2) 肠促胰腺素类

①二肽基肽酶-4（DPP-4）抑制药：主要降低餐后血糖，低血糖风险很小，耐受性和安全性比较好，不增加体重对于老年患者有较多获益（A）。

②GLP-1受体激动药：以降低餐后血糖为主，低血糖风险较低，经其他降血糖药治疗血糖控制不佳、肥胖或贪食者可考虑本药。但是这类药物可能导致恶心等胃肠道不良反应及体重减轻，对于比较瘦弱的老年患者不适合。肾功能不全时药物需要减量。有胰腺炎病史者须慎用。目前尚缺少老年人应用的经验。

(3) 胰岛素促泌剂

①磺酰脲类：对老年患者来说这类药物的低血糖风险相对较大，格列本脲的低血糖风险最大，不宜用于老年患者（A）。对于肝肾功能正常的老年糖尿病患者可考虑选择每日1次的磺酰脲类，或根据血糖谱的特点选择中短效的磺酰脲类。缓释（格列齐特）和控释（格列吡嗪）的包装剂型，每天服用1次，且体内药物浓度平缓，低血糖发生少，推荐老年患者选用（A）。有轻中度肾功能不全的患者，可考虑选择格列喹酮。

②格列奈类：为非磺酰脲类短效胰岛素促泌剂，以降低餐后血糖为主，需餐前服用，起效快、半衰期较短。在相同降血糖效力的前提下，格列奈类低血糖的风险较磺酰脲类低（A）。瑞格列奈（从胆汁排出）较那格列奈受肾功能影响更小。

(4) 胰岛素制剂：现有胰岛素制剂品种较多，包括动物来源、基因合成人胰岛素或胰岛素类似物。按皮下注射后起效时间分为速效、短效、中效、长效和超长效，以及根据需求配置的不同比例短（速）中效预混制剂。可根据老年患者具体血糖变化情况选用。

由于老年人群的特殊性，在使用胰岛素进行降血糖治疗前应该认真考虑低血糖的风险。一项在身体状况良好的健康老年人（平均年龄66岁）中进行的研究结果显示，无论是胰岛素泵还是一天多次皮下注射的方法，使HbA1c维持在7%的水平达12个月的时间，低血糖发生率很低（A）。在系列临床试验中与年轻患者（平均年龄53岁）相比，老年2型糖尿病患者（平均年龄69岁）加用长效胰岛素对于达到HbA1c目标同样有效，并且没有增加低血糖的发生率（A）。年龄超过75岁或者存在多种并发症的老年人中，相关的研究数据还比较少。与人胰岛素相比，胰岛素类似物发生低血糖的风险性相对低（A），但价格也更高。胰岛素的使用会导致体重增加（A），尤其在每日用量40U以上者，可考虑联合口服降血糖药（二甲双胍、糖苷酶抑制药）。

视力或者手部灵活性问题可能是一些老年人使用胰岛素治疗的障碍。胰岛素笔虽然使用比较方便，但是与药瓶和注射器相比价格较高。使用胰岛素治疗的患者通常需要更多的血糖监测，也会增加一部分治疗负担。

3. 药物应用后的疗效评估和剂量调整　为患者选择治疗模式后，疗效观察和后续的治疗调整是重要的环节。安排进一步的随诊、观察计划，注重患者的实效教育、改进与患者和（或）家属沟通方式、根据病情变化及时调整治疗，是提高总体血糖控制达标率的有效措施（A）。降血糖治疗中血糖波动是不可避免的现象，过度的血糖波动是加重血管损伤和发生低血糖的危险因素（B）。告诫患者在日常生活中注意调整降血糖药与进食量和运动量的三点平衡，有利于促进有效、平稳降血糖。

（三）其他降血糖治疗

干细胞治疗和胃肠道手术治疗是近年来在糖尿病治疗领域发展迅速的降血糖治疗方法，目前尚没有在老年糖尿病患者应用的适应证。

五、老年糖尿病合并多种代谢异常的综合治疗

老年糖尿病患者常合并其他代谢异常，在综合评估治疗风险的基础上，应根据老年糖尿病的特点，选择合适的血压、血脂、血尿酸及体重的控制目标。老年糖尿病患者常为多病共存，需要服用多种治疗药物。治疗时需要关注和了解药物间的相互作用和影响，并监测相应指标，及时调整治疗。

1. 控制高血压 老年糖尿病合并高血压者血压控制目标为＜140/80mmHg（B）。可根据患者糖尿病病程、一般健康状况、有无心脑血管病变及尿蛋白水平等情况设置不同血压控制目标。糖尿病患者降血压治疗应积极，掌握"越早越好"的原则，血压处于130～140/80～90mmHg水平，经3个月以上生活方式干预无效时可开始药物治疗。血管紧张素转化酶抑制药（ACEI）或血管紧张素Ⅱ受体拮抗药（ARB）类降血压药是老年糖尿病患者首选和基础用药（Ⅱ），次选为长效钙通道阻滞药（CCB）和（或）选择性β受体拮抗药，慎用利尿药，尤其是合并高尿酸血症者。提倡联合治疗，效益互补（Ⅰ）。

2. 控制血脂异常 对仅有大血管粥样硬化相关检测指标异常者，LDL-C也需要降低至2.6mmol/L以下，有其他心脑血管病变风险因素存在者LDL-C＜1.8mmol/L（Ⅱ），未能达此标准者在除外肾脏病和甲状腺功能减退症的影响后，应该长期服用他汀类。有对他汀类不耐受者（出现肝酶、肌酶异常）需酌情调整治疗。如他汀类单药不能使LDL-C达标时，推荐联合服用胆固醇吸收抑制药

（Ⅱ）。合并单纯高三酰甘油血症者（LDL-C正常），首先控制脂肪的摄入量，如血清TAG≥3.5mmol/L可加用贝特类调血脂药，无高尿酸血症者可选用烟酸制剂（Ⅱ）。

3. 体重管理　老年人体重的管理以适中为好（BMI 20～25kg/m²）（Ⅱ），不建议单纯以体重变化衡量是否管理达标。建议以就诊时的状态为参照，肥胖者适度控制热量的摄入，体瘦者增加热量供给，两种情况均需进行饮食结构的调整，鼓励适度增加运动（Ⅳ）。

4. 控制高尿酸血症　目前推荐的控制目标：血尿酸（SUA）≤360μmol/L（对于有痛风发作的患者，SUA<300μmol/L）（Ⅰ）。血尿酸干预治疗切点：男性>420μmol/L，女性>360μmol/L（Ⅰ）。生活方式（低嘌呤饮食，多饮水）未能控制达标者，应该服用降尿酸药（D）。老年人推荐服用抑制嘌呤合成类药物（别嘌醇，非布司他），逐步降低血尿酸水平至目标值（Ⅱ）。如用促尿酸排出的药物苯溴马隆，需注意关注肾功能[肌酐清除率（CCr）<60ml/min，苯溴马隆≤50mg/d]的变化和碱化尿液，可辅用碳酸氢钠（小量多次）维持尿pH在6.5左右（6.2～6.9）（C）。

5. 血管活性药物　半数以上的老年糖尿病患者合并动脉粥样硬化症，阿司匹林是首选，为公认对心血管有保护作用的抗血小板制剂，使用方便，每日100mg（75～150mg）（Ⅰ），避免空腹服用。如有纤维蛋白原增高、存在高凝状态者，或对阿司匹林不耐受者，可用硫酸氢氯吡格雷（50～75mg，每日1次）或西洛他唑（50～100mg，每日2次，下肢病变者优选）（Ⅱ）。

有明确大血管粥样硬化斑块形成的患者，尤其是有下肢动脉闭塞症者，可酌情定期静脉输注具有扩张血管、改善微循环、抑制血小板凝聚的药物前列腺素E₁制剂（10～40pg/d，连续10～20d为1个疗程），也可长期口服贝前列素钠片（Ⅲ）。

6. 其他心血管危险因素的控制　包括戒烟及纠正高同型半胱氨酸血症等（A）。

六、老年糖尿病并发症的防治及需要兼顾的问题

老年糖尿病患者不仅会有与糖尿病相关的并发症，也有其他心血管危险因素

所致脏器损害，治疗原则为早期评估、综合分析、因人施治、权衡效益风险，全面控制危险因素。

1. 心血管病变（冠心病、心律失常、心力衰竭）　对于老年糖尿病患者应早期开始干预和治疗心血管病变的危险因素，包括在糖尿病及高血压前期即开始管理、生活方式干预、及时启动降LDL-C治疗等综合心血管危险因素管理措施（A）。对糖尿病合并高血压和（或）高LDL-C血症者应关注血管病变的筛查，颈动脉彩色多普勒超声检查为简便易行、特异性好的筛查方法（III）。有异常症状者适时行冠状动脉CT血管造影（CTA）可较早发现病变及时处置（III）。老年糖尿病患者因伴存心脏自主神经病变，可发生乏力、心悸、水肿等不典型症状或无症状心肌梗死，易合并心律失常或心力衰竭，可导致心源性猝死（C）。需要经心电图和血肌酶的动态监测确定诊断，及时治疗（D）。

2. 缺血性脑梗死　糖尿病合并的脑血管病变90%以上是缺血性脑梗死（A），近1/3卒中患者的病因与颈动脉狭窄有关。老年糖尿病患者脑梗死的一级预防包括积极控制血压、血糖、LDL-C在理想水平，并戒烟（I）。对心脑血管高危患者，应该定期检测颈动脉B超，如发现小斑块形成或颅脑CT或MRI发现小缺血灶，即要开始抗血小板药物治疗（I）。已发生脑梗死者，重在防止再发（D）。控制LDL-C＜2.0mmol/L，HbA1c＜7.0%，血压不宜控制过严，＜150/85mmHg即可（I）。

3. 下肢动脉闭塞　外周动脉疾病（PAD）是糖尿病常见的大血管并发症，老年患者中多发，下肢动脉闭塞最常见（C）。糖尿病合并高血压将增加外周动脉疾病的发生及靶器官损伤（A）。应用彩色多普勒超声技术筛查下肢动脉病变，可以更早及准确检测血管损伤，并进行危险分层（C）。治疗上按照病变不同阶段各有侧重，单纯动脉管壁增厚伴散在斑块者，需要加用抗血小板药，下肢动脉管腔狭窄＞50%、足背动脉搏动缺失或有运动后下肢无力等症状，可联合西洛他唑（50～100mg，每日2次）长期服用，下肢动脉管腔狭窄＞75%、中重度间歇性跛行伴静息痛患者，有条件需行介入治疗（D）。

4. 糖尿病足　发生糖尿病足意味着同时存在全身动脉粥样硬化性改变，是发生心脑血管严重病变的高风险信号，需要对患者进行全面评估，综合治疗

（Ⅱ）。病程长的糖尿病患者，均须注意预防足部皮肤破损，认真处置足癣和甲癣（B）。一旦发生足部皮肤溃烂，应尽快到足病专科就诊，接受多学科综合治疗，早期控制感染及损伤，降低截肢风险（B）。

5. 糖尿病肾病与慢性肾衰竭　严格饮食管理，摄入优质蛋白＜0.6g（kg·d），减轻肾脏负担（Ⅰ）。治疗措施包括尽早应用肾素-血管紧张素系统（RAS）抑制药、严格控制血糖、肥胖者减轻体重、控制血压（＜130/80mmHg）、控制高尿酸血症及改善肾脏微循环等。如疾病进展为肾病综合征或尿毒症，还需配合肾病科医生的专科治疗。

6. 糖尿病视网膜病变与失明　老年患者需要定期进行眼底检查，及时发现病变，及早开始治疗获益最大（Ⅰ）。抗炎、抗血管生成及改善微循环是目前正在使用的治疗方法，激光光凝治疗是预防失明的有效措施（B）。

7. 糖尿病外周神经病变　老年糖尿病患者约半数以上合并外周神经病变（DPN）（C）。以感觉神经、自主神经受损最为常见，临床表现多样（C）。硫辛酸、前列地尔和甲基维生素B_{12}在改善外周神经病变引起的感觉异常、肢体麻木和疼痛方面有一定效果，非麻醉性镇痛药和辣椒辣素对减轻痛性神经病变症状有一定作用（Ⅱ）。

8. 老年骨质疏松症与关节病变　骨质疏松症好发于绝经后妇女及老年人，适量补充维生素D_3和钙剂、及时启用二磷酸盐制剂等抗骨质疏松药物是常规治疗措施（Ⅰ），预防跌倒骨折是目标。老年糖尿病患者伴存的多种疾病均可导致跌倒及骨折的风险增高，对老年人定期进行跌倒风险及身体功能评估非常必要，同时应避免严重高血糖及低血糖导致跌倒风险的增加（B）。

9. 联合用药　需注意药物间的相互作用老年糖尿病患者常为多病共存，需要服用多种治疗药物，需注意药物间的相互作用（Ⅱ）。可升高血糖的药物包括：降血压药钙通道阻滞药、抗结核药利福平、喹诺酮类（加替沙星，莫西沙星）、淀粉酶及胰酶制剂等。降低血糖的药物包括：别嘌醇、喹诺酮类（加替沙星、莫西沙星）、质子泵抑制药（西咪替丁、雷尼替丁）。升高血尿酸的药物：噻嗪类利尿药；阿司匹林、烟酸类调血脂药。降低血尿酸的药物：氯沙坦（B）。

10. 老年糖尿病存在的其他问题 老年糖尿病患者发生认知功能障碍的风险高于正常人（B）。需要借助认知功能评估量表对高龄、病程较长的思者进行筛查（Ⅱ）。糖尿病与抑郁症的发病率升高也有关，未治疗的抑郁症可能会增加发生死亡及痴呆的风险，需使用老年抑郁量表对患者进行早期筛查（Ⅱ）。伴有腹型肥胖的老年患者睡眠呼吸暂停综合征（OSAS）的发病率增高，可伴有空腹高血糖、高胰岛素血症和清晨高血压，有增加晨时猝死的高风险，需及时检查、及时治疗，通过改善患者通气情况改善总体预后（Ⅱ）。

11. 老年糖尿病控制不好而导致的并发症 这已成为重要的社会和经济负担。与中青年糖尿病患者不同，老年糖尿病患者对社会帮助的需求相对更多（C）。故对老年患者除要求自我管理外还需关注社会支持。社会支持的来源涉及医院外患者参与社会活动和生活的各个方面，除了家庭（亲人和朋友）支持外，社区、邻里乡亲的支持也十分重要，尤其是存在明显认知障碍、运动受限的患者（Ⅲ）。老年人得到社会支持程度越高，生活质量越好，糖尿病管理效果越佳（B）。如有来自政府的行政（政策及舆论宣传）和经济支持（医疗保障）将会提升老年糖尿病及相关代谢异常疾病的总体管理水平。

第四节　脑血管病

脑血管疾病（cerebrovascular disease）是指脑血管病变所引起的脑功能障碍。脑卒中（stroke）是指急性起病，由于脑局部血液循环障碍所导致的神经功能缺损综合征，症状持续时间至少24小时；如症状持续数分钟至数小时，且无CT或MRI显示的结构性改变则称为短暂性脑缺血发作。

脑血管病按照脑的病理改变可分为缺血性卒中及出血性卒中。前者包括脑血栓形成和脑栓塞；后者包括脑出血和蛛网膜下隙出血。

一、短暂性脑缺血发作

（一）概念

短暂性脑缺血发作（transient ischemic attack，TIA）概念随着神经影像学的发展做出了修订。传统基于时间的第四届脑血管病普林斯顿会议将TIA定义为"突然出现的局灶性或全脑的神经功能障碍，持续时间不超过24h，且排除非血管源性原因"。随着神经影像学的发展，基于"时间和临床"的传统定义受到了诸多质疑。MRI显示传统定义的TIA患者可有缺血性脑损害的表现，约28%的TIA患者可以检出与症状相对应的梗死灶，而当TIA的持续时间＞1h，梗死灶的检出率可高达80%。因此，美国TIA工作组在2002年提出了新的TIA定义："由于局部脑或视网膜缺血引起的短暂性神经功能缺损发作，典型临床症状持续不超过1h，且在影像学上无急性脑梗死的证据"。一项荟萃分析表明，即使在症状持续时间＜1h的TIA患者中，仍有33.6%在弥散加权成像（DWI）上显示出异常信号。在这种情况下，2009年6月，美国卒中协会（ASA）在*Stroke*上发布了TIA的新定义："脑、脊髓或视网膜局灶性缺血所致的、不伴急性梗死的短暂性神经功能障碍"。这一定义认为有无梗死是鉴别诊断TIA或脑梗死的唯一依据，而不考虑症状持续时间。我国短暂性脑缺血发作的中国专家共识更新版（2011）荐采用以下定义："脑或视网膜局灶性缺血所致的、未伴急性梗死的短暂性神经功能障碍"。

（二）流行病学与预后

传统观点认为TIA是良性、可逆性脑缺血综合征，复发风险低于脑梗死。然而，研究表明，TIA患者早期发生卒中的风险很高，TIA患者7天内的卒中风险为4%～10%，90天卒中风险为10%～20%（平均为11%）。此外，TIA患者不仅易发生脑梗死，也易发生心肌梗死和猝死。90天内TIA复发、心肌梗死和死亡事件总的风险高达25%。因此，TIA是严重的、需紧急干预的卒中预警事件，是最为重要的急症，同时也是二级预防的最佳时机，必须重视。而目前我国TIA的诊治领域低估、误判现象严重；住院率仅约为6%，远低于发达国家30%左右的比例。

（三）诊断与鉴别诊断

多数TIA患者就诊时临床症状已经消失，故诊断需要依靠病史。中老年人突然出现局灶性脑损害症状，符合颈内动脉系统与椎-基底动脉系统及其分支缺血后的表现，持续数分钟或数小时，短时间内症状完全恢复，应高度怀疑TIA。头部CT或MRI未显示责任病灶,在排除其他疾病后,可诊断TIA。

需要与癫痫部分发作、偏头痛、梅尼埃病相鉴别。某些疾病也可出现发作性症状,如多发性硬化、颅内肿瘤、低血糖、低血压及小灶性脑出血等,应注意鉴别。

(四)危险分层和临床评估

全面的检查及评估应包括以下内容。

1. 一般检查评估　包括心电图、全血细胞计数、血电解质、肾功能及快速血糖和血脂测定。

2. 血管检查　所有TIA患者均应尽快进行血管评估,可利用CT血管成像(CTA)、磁共振血管成像(MRA)和数字减影血管造影(DSA)等血管成像技术进行血管检查。颈动脉血管超声和经颅多普勒超声(TCD)也可发现颅内外大血管病变。DSA是颈动脉行动脉内膜剥脱术(CEA)和颈动脉血管成形和支架植入术治疗(CAS)术前评估的金标准。

3. 侧支循环代偿及脑血流储备评估　应用DSA、脑灌注成像和TCD检查等评估侧支循环代偿及脑血流储备,对于判断是否存在低灌注及指导治疗有一定价值。

4. 易损斑块的检查　易损斑块是动脉栓子的重要来源。颈部血管超声、血管内超声、高分辨MRI及TCD微栓子监测有助于对动脉粥样硬化的易损斑块进行评价。

5. 心脏评估　疑为心源性栓塞时,或45岁以上患者颈部和脑血管检查及血液学筛选未能明确病因者,TIA发病后应尽快进行多种心脏检查。当最初脑影像检查和心电图不能确定病因时,应该进行长程心电监测或动态心电图监护。对于怀疑TIA的患者(尤其是其他检查不能确定病因时),应行经胸超声心动图(TTE)。经食道超声心动图(TEE)检查可用于诊断卵圆孔未闭、主动脉弓粥样硬化、瓣膜病,识别这些情况可能改变治疗决策。

6. 根据病史做其他相关检查。

(五)治疗

TIA是急症,需积极治疗干预,遵循个体化及整体化原则。根据评估按照危险分层干预，查找病因，积极做好二级预防防止复发。

1. 药物治疗

(1) 抗血小板聚集药：对于非心源性栓塞性TIA，不推荐使用口服抗凝血药及常规使用静脉抗凝血药治疗。建议对其进行长期的抗血小板治疗。阿司匹林（50～325mg/d）单药治疗和氯吡格雷（75mg/d）单药治疗，均是初始治疗的可选方案。但对于24h内联合应用氯吡格雷（首次300mg/d负荷剂量后续75mg/d）和阿司匹林治疗（首次162mg/d负荷剂量后续81mg/d）90d，有降低短期（90d）卒中复发的趋势，出血风险有所增加，但差异无统计学意义。能否常规推荐使用双重抗血小板治疗有待于更大规模的随机对照试验验证。

(2) 抗凝血治疗：不应作为TIA的常规治疗，但对于有心源性栓塞机制证据的TIA患者，建议口服抗凝血治疗，目标值INR为2.0～3.0；不能接受抗凝治疗的患者，推荐抗血小板治疗。有严重出血倾向、肝肾功能严重异常、溃疡病、严重高血压患者禁忌抗凝血治疗。

(3) 其他：可应用中医中药，也可用改善循环药物。

2. 手术和介入治疗 常用方法包括颈动脉内膜切除术和动脉血管成形术。

二、缺血性脑卒中

急性缺血性脑卒中是最常见的卒中类型，占全部脑卒中的60%～80%。急性期的时间划分尚不统一，一般指发病后2周内。近年研究显示我国住院急性脑梗死患者发病后1个月时病死率为3.3%～5.2%，3个月时病死率9%～9.6%，死亡/残疾率为34.5%～37.1%。急性缺血性脑卒中的处理应强调早期诊断、早期治疗、早期康复和早期预防再发。

（一）病因分型

对急性缺血性脑卒中患者进行病因/发病机制分型有助于判断预后、指导治疗和选择二级预防措施。当前国际广泛使用急性卒中Org10172治疗试验（TOAST）病因/发病机制分型，将缺血性脑卒中分为：大动脉粥样硬化型、心源性栓塞型、小动脉闭塞型、其他明确病因型和不明原因型等5型。

（二）诊断流程

急性缺血性脑卒中诊断流程应包括如下5个步骤。

第1步，是否为脑卒中？排除非血管性疾病。

第2步，是否为缺血性脑卒中？进行脑CT、MRI检查排除出血性脑卒中。

第3步，卒中严重程度。根据神经功能缺损量表评估。

第4步，能否进行溶栓治疗？核对适应证和禁忌证。

第5步，病因分型。参考TOAST标准，结合病史、实验室、脑病变和血管病变等影像检查资料确定病因。

（三）急性期处理

脑梗死的治疗不能一概而论，应根据不同的病因、发病机制、临床类型、发病时间等确定个体化的治疗方案。在一般内科支持治疗的基础上，可酌情选择改善脑循环、脑保护、抗脑水肿等措施。在时间窗内符合适应证者应积极溶栓治疗。有条件的医院，应建立卒中单元，卒中患者应在卒中单元内治疗。

1. 一般处理

(1) 呼吸与吸氧：必要时吸氧，应维持氧饱和度＞94%。气道功能严重障碍者应给予气道支持（气管插管或切开）及辅助呼吸。无低氧血症的患者不需常规吸氧。

(2) 心脏监测与心脏病变：处理脑梗死后24h内应常规进行心电图检查，根据病情，有条件时进行持续心电监护24h或以上，以便早期发现阵发性心房颤动或严重心律失常等心脏病变；避免或慎用增加心脏负担的药物。

(3) 体温控制：对体温升高的患者应寻找和处理发热原因，如存在感染应给予抗生素治疗。对体温＞38℃的患者应给予退热措施。

(4) 血压控制。①高血压：约70%的缺血性卒中患者急性期血压升高，原因主要包括病前存在高血压、疼痛、恶心呕吐、颅内压增高、意识模糊、焦虑、卒中后应激状态等。多数患者在卒中后24h内血压自发降低。病情稳定而无颅内高压或其他严重并发症的患者，24h后血压水平基本可反映其病前水平。目前关于卒中后早期是否应该立即降压、降压目标值、卒中后何时开始恢复原用降血压药及降血压药的选择等问题尚缺乏充分的可靠研究证据。国内研究显示，入院后约1.4%的患者收缩压≥220mmHg，5.6%的患者舒张压≥120mmHg。近期发表的中国急性缺血性脑卒中降血压试验（China antihypertensive trial in acute ischemic stroke，CATIS），观察了4071例48h内发病的缺血性卒中急性期（入院24h后）患者，接受强化降血压治疗对14d内、出院时及3个月的死亡和严重残疾的影响，结果提示强化降血压组无明显获益，但可能是安全的。②卒中后低血压：卒中后低血压很少见，原因有主动脉夹层、血容量减少，以及心排血量减少等。应积极查明原因，给予相应处理。

(5) 控制血糖。①高血糖：约40%的患者存在卒中后高血糖，对预后不利。目前公认应对卒中后高血糖进行控制，但对采用何种降血糖措施及目标血糖值仅有少数随机对照试验，目前还无最后结论。指南推荐意见：血糖超过10mmol/L时可给予胰岛素治疗。应加强血糖监测，血糖值可控制在7.7～10mmol/L。②低血糖：卒中后低血糖发生率较低，尽管缺乏对其处理的临床试验，但因低血糖直接导致脑缺血损伤和水肿加重而对预后不利，故应尽快纠正。血糖＜3.3mmol/L时，可给予10%～20%葡萄糖口服或注射治疗。目标是达到正常血糖。

(6) 营养支持：卒中后由于呕吐、吞咽困难可引起脱水及营养不良，可导致神经功能恢复减慢。应重视卒中后液体及营养状况评估，必要时给予补液和营养支持。指南推荐意见：正常经口进食者无须额外补充营养。不能正常经口进食者可鼻饲，持续时间长者可行胃造口管饲补充营养。

2. 特异性治疗　特异性治疗指针对缺血损伤病理生理机制中某一特定环节进行的干预。近年研究热点为改善脑血循环的多种措施（如溶栓、抗血小板、抗凝血、降纤、扩容等方法）及神经保护的多种药物。

(1) 改善脑血循环。

①溶栓：溶栓治疗是目前最重要的恢复血流措施，重组人组织型纤溶酶原活物（rtPA）和尿激酶是我国目前使用的主要溶栓药，现认为有效抢救半暗带组织的时间窗为4.5h内或6h内。

②静脉溶栓：包括应用重组人组织型纤溶酶原活物和尿激酶。指南推荐意见：对缺血性脑卒中发病3h内（Ⅰ级推荐，A级证据）和3～4.5h（Ⅰ级推荐，B级证据）的患者，应按照适应证和禁忌证严格筛选患者，尽快静脉给予重组人

组织型纤溶酶原活物溶栓治疗。使用方法：重组人组织型纤溶酶原活物0.9mg/kg（最大剂量为90mg）静脉滴注，其中10%在最初1min内静脉注射，其余持续滴注1h，用药期间及用药24h内应严密监护患者。如没有条件使用重组人组织型纤溶酶原活物，且发病在6h内，严格选择患者考虑静脉给予尿激酶。使用方法：尿激酶100万～150万U，溶于0.9%氯化钠注射液100～200ml，持续静脉滴注30min，用药期间严密监护。溶栓患者的抗血小板或特殊情况下溶栓后还需抗凝血治疗者，应推迟到溶栓24h后开始。

(2) 血管内介入治疗：包括动脉溶栓、桥接、机械取栓、血管成形和支架术。

①指南推荐发病6h内由大脑中动脉闭塞导致的严重卒中且不适合静脉溶栓的患者，经过严格选择后可在有条件的医院进行动脉溶栓（Ⅰ级推荐，B级证据）。由后循环大动脉闭塞导致的严重卒中且不适合静脉溶栓的患者，经过严格选择后可在有条件的单位进行动脉溶栓，虽目前有在发病24h内使用的经验，但也应尽早进行避免时间延误（Ⅲ级推荐，C级证据）。

②抗血小板：大型试验研究了卒中后48h内口服阿司匹林的疗效，结果阿司匹林能显著降低随访期末死亡或残疾率，减少复发，仅轻度增加症状性颅内出血的风险。推荐意见：不符合溶栓适应证且无禁忌证的缺血性脑卒中患者应在发病后尽早给予口服阿司匹林150～300mg/d（Ⅰ级推荐，A级证据）。急性期后可改为预防剂量（50～325mg/d）。经溶栓治疗者，阿司匹林等抗血小板药应在溶栓24h后开始使用。对不能耐受阿司匹林者，可考虑选用氯吡格雷等抗血小板治疗（Ⅲ级推荐，C级证据）。

③抗凝血：急性期抗凝血治疗虽已应用50多年，但一直存在争议。对大多数急性缺血性脑卒中患者，不推荐无选择地早期进行抗凝血治疗（Ⅰ级推荐，A级证据）。关于少数特殊患者的抗凝血治疗，可在谨慎评估风险/效益比后慎重选择（Ⅳ级推荐，D级证据）。

④降纤：很多研究显示脑梗死急性期血浆纤维蛋白原和血液黏滞度增高，蛇毒酶制剂可显著降低血浆纤维蛋白原，并有轻度溶栓和抑制血栓形成作用。不适合溶栓并经过严格筛选的脑梗死患者，特别是高纤维蛋白血症者可选用降纤治疗

（Ⅱ级推荐，B级证据）。药物包括降纤酶、巴曲酶、安克洛酶等。

⑤扩容：对一般缺血性脑卒中患者，不推荐扩容，对于低血压或脑血流低灌注所致的急性脑梗死如分水岭梗死可考虑扩容治疗，但应注意可能加重脑水肿、心力衰竭等并发症，此类患者不推荐使用扩血管治疗。

⑥其他：改善循环药物包括丁基苯酞、人尿激肽原酶等，可根据情况个体化应用。

(3) 神经保护：理论上，针对急性缺血或再灌注后细胞损伤的药物（神经保护剂）可保护脑细胞，提高对缺血缺氧的耐受性。近20年来国际上进行了多种神经保护剂研究，基础研究和动物实验结果十分令人鼓舞，但临床试验尚未取得满意结果。依达拉奉是一种抗氧化剂和自由基清除剂，国内外多个随机双盲安慰剂对照试验提示依达拉奉能改善急性脑梗死的功能结局并安全。另外还包括胞磷胆碱、吡拉西坦、他汀类等，根据具体情况个体化使用。

(4) 中医中药：中成药在我国广泛用于治疗缺血性脑卒中已有多年。一项系统评价共纳入191个临床试验，涉及21种中成药共189个临床试验（19 180例患者）的荟萃分析显示其能改善神经功能缺损；针刺治疗也被证明有一定疗效。

3. 急性期并发症的处理

(1) 脑水肿与颅内压增高：严重脑水肿和颅内压增高是急性重症脑梗死的常见并发症，是死亡的主要原因之一。

指南推荐意见：卧床，床头可抬高至20°～45°。避免和处理引起颅内压增高的因素，如头颈部过度扭曲、激动、用力、发热、癫痫、呼吸道不通畅、咳嗽、便秘等（Ⅰ级推荐，D级证据）。可使用甘露醇静脉滴注（Ⅰ级推荐，C级证据）；必要时也可用甘油果糖或呋塞米等（Ⅱ级推荐，B级证据）。对于发病48h内、60岁以下的恶性大脑中动脉梗死伴严重颅内压增高患者，可请脑外科会诊是否行减压术。对压迫脑干的大面积小脑梗死患者可请脑外科会诊协助处理（Ⅰ级推荐，B级证据）。

(2) 梗死后出血（出血转化）：脑梗死出血转化发生率为8.5%～30%，其中有症状的为1.5%～5%。心源性脑栓塞、大面积脑梗死、影像学显示占位效应、早期低密度征、年龄＞70岁、应用抗栓药物（尤其是抗凝血药）或溶栓药物等会增加出血转化的风险。推荐意见：症状性出血转化，停用抗栓（抗血小板、抗凝血）治疗等致出血药物（Ⅰ级推荐，C级证据）；何时开始抗凝血和抗血小板治疗：对需要抗栓治疗的患者，可于症状性出血转化病情稳定后10天至数周后开始抗栓治疗，应权衡利弊；对于再发血栓风险相对较低或全身情况较差者，可用抗血小板药代替华法林。

(3) 吞咽困难：约50%的卒中患者入院时存在吞咽困难，3个月时降为15%左右。为防治卒中后肺炎与营养不良，应重视吞咽困难的评估与处理。推荐意见：患者进食前采用饮水试验进行吞咽功能评估（Ⅱ级推荐，B级证据）。吞咽困难短期内不能恢复者可早期安鼻胃管进食（Ⅱ级推荐，B级证据），吞咽困难长期不能恢复者可行胃造口进食（Ⅲ级推荐，C级证据）。

(4) 肺炎：约5.6%的卒中患者合并肺炎，误吸是主要原因。意识障碍、吞咽困难是导致误吸的主要危险因素，其他包括呕吐、不活动等。肺炎是卒中患者死亡的主要原因之一，15%～25%卒中患者死于细菌性肺炎。推荐意见：早期评估和处理吞咽困难和误吸问题，对意识障碍患者应特别注意预防肺炎（Ⅰ级推荐，C级证据）。疑有肺炎的发热患者应给予抗生素治疗，但不推荐预防性使用抗生素（Ⅱ级推荐，B级证据）。

(5) 癫痫：缺血性脑卒中后癫痫的早期发生率为2%～33%，晚期发生率为3%～67%。目前缺乏卒中后是否需预防性使用抗癫痫药或治疗卒中后癫痫的证据。推荐意见：不推荐预防性应用抗癫痫药（Ⅳ级推荐，D级证据）。孤立发作一次或急性期痫性发作控制后，不建议长期使用抗癫痫药（Ⅳ级推荐，D级证据）。卒中后2～3个月再发的癫痫，建议按癫痫常规治疗进行长期药物治疗（Ⅰ级推荐，D级证据）。

(6) 排尿障碍与尿路感染：排尿障碍在卒中早期很常见，主要包括尿失禁与尿潴留。住院期间40%～60%中重度卒中患者发生尿失禁，29%发生尿潴留。尿路感染主要继发于因尿失禁或尿潴留留置导尿管的患者，约5%出现败血症，与卒中预后不良有关。推荐意见：建议对排尿障碍进行早期评估和康复治疗，记录排尿日记（Ⅱ级推荐，B级证据）。尿失禁者应尽量避免留置尿管，可定时使用便盆或便壶，白天每2小时1次，晚上每4小时1次（Ⅰ级推荐，C级证据）。尿潴留者应测定膀胱残余尿，排尿时可在耻骨上施压加强排尿。必要时可间歇性导尿或留置导尿（Ⅳ级推荐，D级证据）。有尿路感染者应给予抗生素治疗，但不推荐预防性使用抗生素（Ⅰ级推荐，D级证据）。

（7）深静脉血栓形成和肺栓塞：深静脉血栓形成（deep vein thrombosis，DVT）的危险因素包括静脉血流淤滞、静脉系统内皮损伤和鼓励患者尽早活动、抬高下肢；尽量避免下肢（尤其是瘫痪侧）静脉输液（Ⅰ级推荐）。对于发生DVT及肺栓塞高风险且无禁忌者，可给予低分子肝素或肝素，有抗凝血禁忌者给予阿司匹林治疗（Ⅰ级推荐，A级证据）。可联合加压治疗（长筒袜或交替式压迫装置）和药物预防DVT，不推荐常规单独使用加压治疗；但对有抗栓禁忌的缺血性卒中患者，推荐单独应用加压治疗预防DVT和肺栓塞（Ⅰ级推荐，A级证据）。对于无抗凝血和溶栓禁忌的DVT或肺栓塞患者，首先建议肝素抗凝血治疗，症状无缓解的近端DVT或肺栓塞患者可给予溶栓治疗（Ⅳ级推荐，D级证据）。

4.早期康复　卒中后在病情稳定的情况下应尽早开始坐、站、走等活动。卧床者病情允许时应注意姿位摆放。应重视语言、运动和心理等多方面的康复训练，目的是尽量恢复日常生活自理能力。

5.早期开始二级预防　急性期卒中复发的风险很高，卒中后应尽早开始二级预防。

三、脑出血

脑出血（intracerebral hemorrhage，ICH）是指原发性非外伤性脑实质内出血，也称自发性脑出血，占急性脑血管病的20%～30%。

（一）分型

目前常用的脑出血分型包括按出血部位分型及按病因分型。部位分型使用很广，而病因分型尚未得到足够重视。

1.部位分型

(1) 基底节区出血：①壳核出血；②尾状核头出血。

(2) 丘脑出血。

(3) 脑叶出血：①额叶出血；②顶叶出血；③颞叶出血；④枕叶出血。

(4) 脑干出血：①脑桥出血；②中脑出血；③延髓出血。

(5) 垂体出血。

(6) 小脑出血。

(7) 脑室出血。

2. 病因分型

(1) 原发性脑出血：主要是指高血压性脑出血（占80%以上），少数为脑淀粉样变性及不明原因的脑出血。

(2) 继发性脑出血：是指继发于以下原因的脑出血，如血管畸形、动脉瘤、凝血功能障碍、抗凝血或抗血小板药治疗后、溶栓治疗后、梗死后出血转化、血液病、烟雾病、原发性或转移性肿瘤、静脉窦血栓形成、血管炎、妊娠及其他明确的病因。

（二）诊断流程

脑出血诊断流程应包括如下步骤。

第1步，明确是否为脑卒中。

第2步，明确是否为脑出血。行脑CT或MRI以明确诊断。

第3步，脑出血的严重程度。根据GCS或NIHSS量表评估。

第4步，脑出血的分型：应结合病史、体征、实验室检查、影像学检查等确定。

1. 对疑似脑卒中患者应尽快行CT或MRI检查以明确诊断（Ⅰ级推荐，A级证据）。

2. 尽早对脑出血患者进行全面评估，包括病史，一般检查、神经系统检查和有关实验室检查，特别是血常规、凝血功能和影像学检查（Ⅰ级推荐，C级证据）。在病情和条件许可时，应进行必要检查以明确病因（Ⅰ级推荐，C级证据）。

3. 确诊脑出血患者，在有条件的情况下尽早收入神经专科病房或神经重症监护病房（Ⅰ级推荐，A级证据）。

4. 脑出血后数小时内常出现血肿扩大，加重神经功能损伤，应密切监测（Ⅰ

级推荐，A级证据）。CTA和增强CT的"点样征"（spot sign）有助于预测血肿扩大风险，必要时可行有关评估（Ⅱ级推荐，B级证据）。

5. 如怀疑血管病变（如血管畸形等）或肿瘤者，可选择行CTA、CTV、增强CT、增强MRI、MRA、MRV或DSA检查，以明确诊断（Ⅱ级推荐，B级证据）。

6. 可应用GCS或NIHSS量表等评估病情严重程度（Ⅱ级推荐，C级证据）。

（三）治疗

脑出血的治疗包括内科治疗和外科治疗，大多数患者均以内科治疗为主，如果病情危重或发现有继发原因，且有手术适应证者，则应该进行外科治疗。

1. 内科治疗

(1) 一般治疗：脑出血患者在发病后的最初数天病情往往不稳定，应常规予以持续生命体征监测、神经系统评估、持续心肺监护，包括袖带血压监测、心电图监测、氧饱和度监测。

(2) 血压管理：脑出血患者常常出现血压明显升高，且升高幅度通常超过缺血性脑卒中患者，并与死亡、残疾、血肿扩大、神经功能恶化等风险增加相关。指南推荐：应综合管理脑出血患者的血压，分析血压升高的原因，再根据血压情况决定是否进行降压治疗（Ⅰ级推荐，C级证据）。当急性脑出血患者收缩压＞220mmHg时，应积极使用静脉降血压药降低血压；当患者收缩压＞180mmHg时，可使用静脉降血压药控制血压，根据患者临床表现调整降血压速度，160/90mmHg可作为参考的降血压目标值（Ⅲ级推荐，C级证据）。早期积极降血压是安全的，其改善患者预后的有效性还有待进一步验证（Ⅲ级推荐，B级证据）。在降血压治疗期间应严密观察血压水平的变化，每隔5～15分钟进行1次血压监测。

(3) 血糖管理：血糖值可控制在7.7～10.0mmol/L。应加强血糖监测并相应处理：血糖超过10mmol/L时可给予胰岛素治疗；血糖＜3.3mmol/L时，可给予10%～20%葡萄糖口服，目标是达到正常血糖水平。

(4) 体温管理：脑出血患者早期可出现中枢性发热，特别是在大量脑出血、丘脑出血或脑干出血者。入院72h内发热持续时间与临床转归相关，这为积极治疗发热以使脑出血患者的体温维持正常提供了理论依据；然而，尚无资料表明治疗发热能改善临床转归。有临床研究结果提示经血管诱导轻度低温对严重脑出血患者安全可行，可以阻止出血灶周脑水肿扩大。但低温治疗脑出血的疗效和安全性还有待深入研究。需注意的是，发病3d后，可因感染等原因引起发热，此时应该针对病因治疗。

(5) 药物治疗：止血药物治疗脑出血临床疗效尚不确定，且可能增加血栓栓塞的风险，不推荐常规使用。神经保护药、中药制剂的疗效与安全性尚需开展更多高质量临床试验进一步证实。

(6) 病因治疗：口服抗凝血药、肝素、溶栓、抗血小板聚集药引起的脑出血，针对其原因做相应处理。使用抗栓药发生脑出血时，应立即停药（Ⅰ级推荐，B级证据）。对口服抗凝血药（华法林）相关脑出血，静脉应用维生素K（Ⅰ级推荐，C级证据）、新鲜冻干血浆和冻干人凝血酶原复合物（Ⅱ级推荐，B级证据）各有优势，可根据条件选用。对新型口服抗凝血药（达比加群、阿哌沙班、利伐沙班）相关脑出血，目前缺乏快速有效拮抗药物。不推荐重组活化凝血因子Ⅶ单药治疗口服抗凝血药相关脑出血（Ⅳ级推荐，D级证据）。对肝素相关脑出血，推荐使用鱼精蛋白治疗（Ⅲ级推荐，C级证据）。对溶栓药物相关脑出血，可选择输注凝血因子和血小板治疗（Ⅱ级推荐，B级证据）。目前尚无有效药物治疗抗血小板相关的脑出血。对于使用抗栓药发生脑出血的患者，何时、如何恢复抗栓治疗需要进行评估，权衡利弊，结合患者具体情况决定（Ⅱ级推荐，C级证据）。

(7) 并发症的治疗。

①颅内压增高的处理：有研究表明颅内出血患者颅内压的高变异性与其不良预后相关，脑出血患者早期的颅内压控制在合适的水平，可以改善患者的功能预后。有条件的情况下，重症患者可以对颅内压和脑灌注压进行监测。抬高床头法：排除低血容量的情况，可通过将床头适度抬高，以增加颈静脉回流，降低颅内压。除非患者出现明显的躁动或谵妄，否则不用镇痛药和镇静药，以免影响病情观察。对需要气管插管或类似其他操作的患者，需要静脉应用镇静药。镇静药应用逐渐加量，尽可能减少疼痛和降低颅内压，同时需监测患者临床状态。脱水

降低颅内压：甘露醇是脱水降低颅内压的首选药物，但应该注意防治不良反应，尤其是在使用较长时间时，应注意观察和处理如低血容量、高渗透状态、电解质紊乱、肾功能及心功能损害等。呋塞米（速尿）、甘油果糖和白蛋白也常用于加强脱水降低颅内压，应该酌情个体化应用。如脑出血患者出现严重脑积水（脑室扩大），且药物脱水治疗无明显效果的情况下，可考虑行脑室引流，以挽救生命。

②痫性发作脑出血，尤其脑叶出血，更易引起痫性发作，出血后2周内发生率在2.7%～17.0%。有癫痫发作者应给予抗癫痫药治疗（Ⅰ级推荐，A级证据）；疑为癫痫发作者，应考虑持续脑电图监测（Ⅱ级推荐，B级证据）。如监测到痫样放电，应给予抗癫痫药治疗（Ⅲ级推荐，C级证据）。不推荐预防性应用抗癫痫药（Ⅱ级推荐，B级证据）。脑卒中后2～3个月再次出现痫性发作的患者应接受长期、规律的抗癫痫药治疗。

③深静脉血栓形成（DVT）和肺栓塞的防治：卧床患者应注意预防深静脉血栓形成（Ⅰ级推荐，C级证据）。如疑似患者，可进行D-二聚体检测及多普勒超声检查（Ⅰ级推荐，C级证据）。鼓励患者尽早活动、腿抬高；尽可能避免下肢静脉输液，特别是瘫痪侧肢体（Ⅳ级推荐，D级证据）。可联合使用弹力袜加间歇性空气压缩装置预防深静脉血栓及相关栓塞事件（Ⅱ级推荐，B级证据）。对易发生深静脉血栓的高危患者（排除凝血功能障碍所致的脑出血患者），证实出血停止后可考虑皮下注射小剂量低分子肝素或肝素预防深静脉血栓形成，但应注意出血的风险。

2. 外科治疗

(1) 脑实质出血：外科手术以其快速清除血肿、缓解颅高压、解除机械压迫的优势成为高血压脑出血治疗的重要方法。包括开颅血肿清除术、微创手术及去骨瓣减压术。

以下临床情况，应个体化考虑选择外科手术或微创手术治疗：出现神经功能恶化或脑干受压的小脑出血者，无论有无脑室梗阻致脑积水的表现，都应尽快手术清除血肿；不推荐单纯脑室引流而不进行血肿清除；对于脑叶出血超过30ml且距皮质表面1cm范围内的患者，可考虑标准开颅术清除幕上血肿或微创手术清除血肿；发病72h内、血肿体积20～40ml、GCS＞9分的幕上高血压脑出血患者，在有条件的医院，经严格选择后可应用微创手术联合或不联合溶栓药物液化引流清除血肿；40ml以上重症脑出血患者由于血肿占位效应导致意识障碍恶化者，可考虑微创手术清除血肿；病因未明确的脑出血患者行微创手术前应行血管相关检查（CTA/MRA/DSA）排除血管病变，规避和降低再出血风险。

（2）脑室出血：脑室出血可见于45%的自发性脑出血患者，可以是原发性或继发性，大多数为继发性，且与累及基底节和丘脑的高血压性脑出血有关。目前缺乏足够循证医学证据推荐治疗脑室内出血的手术治疗方法。脑室内运用重组人组织型纤溶酶原激活物治疗方法的有效性有待进一步研究。

（3）脑积水：对伴有意识障碍的脑积水患者可行脑室引流以缓解颅内压增高。

3. 康复治疗　根据脑出血患者的具体情况，遵循康复治疗总的原则：如有可能，应尽早开始适合的和安全性好的康复治疗，适度的强化康复治疗措施并逐步合理地增加幅度。建议对脑出血患者进行多学科综合性康复治疗。实施医院、社区及家庭三级康复治疗措施，并力求妥善衔接，以期使患者获得最大益处。

第五节　骨质疏松

骨质疏松症是老年人的常见病之一，严重危害老年人健康，尤其是女性，以骨骼疼痛、易于骨折为特征，其严重后果是脆性骨折。老年人发生脆性骨折会给个人、家庭乃至社会带来严重的负担。随着社会经济的发展，我国已逐步进入老龄化社会，老年相关性疾病的防治愈加重要。骨质疏松症也逐渐成为我国重要的公共健康问题。

一、定义

骨质疏松症，是多种原因引起的一组骨病，是一种以骨量减少和骨组织微结构破坏为特征，导致骨强度下降，骨脆性增加，易发生骨折为特征的代谢性骨病综合征。

二、流行病学

骨质疏松症是一种退化性疾病，随年龄增长，患病风险增加。随着人类寿命延长和老龄化社会的到来，骨质疏松症已成为人类的重要健康问题。2003－2006年一次全国性大规模流行病学调查显示，50岁以上人群以椎体和股骨颈骨密度值为基础的骨质疏松症总患病率女性为20.7%，男性为14.4%。60岁以上人群中骨质疏松症的患病率明显增高，女性尤为突出。

三、病因与危险因素

骨质疏松的发病机制并不明确，任何原因所致的峰值骨量下降、骨吸收增加和（或）骨形成不足都可引起骨量减低和骨脆性增加。

1. 病因　骨质疏松症可分为原发性和继发性两类，原发性者又可分为绝经后骨质疏松（Ⅰ型）和老年性骨质疏松（Ⅱ型）；继发性骨质疏松是指各种原发疾病引起的骨质疏松。绝经后骨质疏松的主要病因是雌激素缺乏，女性绝经后因雌激素缺乏，数年内可丢失骨总量的20%～25%，绝经时间越早，骨丢失越多。老年性骨质疏松症一般指发生在65岁以上的老人，骨流失持续性增加，老年人钙的摄入不足和肠吸收功能下降、长期卧床等因素引起骨形成减少，诱发骨质疏松。继发性骨质疏松常因甲状旁腺功能亢进、库欣综合征、甲状腺功能亢进、白血病等疾病引起，另外药物因素如激素、阿昔洛韦等均可引起继发性骨质疏松。

2. 危险因素　白种人和黄种人患骨质疏松症的危险高于黑种人，老龄、女性绝经、母系家族史等均是骨质疏松症的固有危险因素。另外低体质量、性腺功能减退、吸烟、过度饮酒、过量饮用咖啡、体力活动缺乏、制动、摄入不足、维生素D缺乏、有影响骨代谢的疾病和应用影响骨代谢的药物均可引起骨质疏松症。

四、临床表现

1. 疼痛和肌无力　骨质疏松症又被称为"寂静的杀手"，轻者无明显不适，直至严重时才会出现疼痛。骨痛通常为弥漫性、无固定部位，患者可有腰背疼痛或全身疼痛，负重增加时疼痛加重，负重能力下降，严重时活动受限。

2. 骨折　轻度外伤或日常活动后发生的骨折为脆性骨折，发生脆性骨折的常见部位为胸腰椎、髋部、前臂等，其他部位亦可发生。髋部骨折以老年性骨质疏松患者多见。发生过一次脆性骨折后，再次发生骨折的风险明显增加。

3. 脊柱变形　骨质疏松严重者可有身高缩短和驼背，绝经后骨质疏松患者多发。

五、诊断

临床上，凡存在骨质疏松症家族史、脆性骨折史、消瘦、闭经、慢性疾病、长期营养不良、长期卧床或长期服用致骨丢失药物者均要想到本症可能。一般根据骨矿密度（BMD）测定结果确定骨量减少或骨质疏松，有脆性骨折者可诊断为骨质疏松，骨质疏松伴一处或多处脆性骨折可诊断为严重骨质疏松。BMD的测量方法很多，其中双能X线骨密度仪（dual energy X-ray absorptiometry，DXA）为国际学术界公认的诊断骨质疏松症的金标准。

骨密度测量的临床指征：①65岁以上女性，70岁以上男性；②65岁以下有一个或多个骨质疏松危险因素的绝经后女性；③70岁以下有一个或多个骨质疏松危险因素的老年男性；④有脆性骨折史；⑤各种原因性激素水平低下的成年人；⑥X线片已有骨质疏松改变者；⑦接受骨质疏松治疗进行疗效监测者；⑧有影响骨矿代谢的疾病和药物应用史者。

六、治疗

骨质疏松症的治疗包括：生活方式的干预、寻找和治疗引起骨质疏松的继发因素、药物干预提高骨密度和降低骨折风险。

1. 生活方式的干预　规律的体力活动可保持和增加骨量，并可提高老年人的平衡能力和应变能力，有利于预防摔倒，降低骨折风险。

摄入充足的钙，我国营养学会制定成人每日钙摄入推荐量800mg（元素钙量）是获得理想骨峰值、维护骨骼健康的适宜剂量，绝经后妇女和老年人每日钙摄入推荐量为1000mg。我国老年人平均每日从饮食中获得钙约400mg，骨平均每日应补充的元素钙量为500～600mg，可通过钙剂补充。

摄入充足的维生素D，并保证足够的日照，我国骨质疏松诊疗指南中规定成年人推荐剂量为200U（5μg/d），老年人推荐剂量为400～800U（10～20μg/d），可通过阿法骨化醇、骨化三醇等补充。

2. 药物干预　包括抑制骨吸收、促进骨形成和多重作用的药物。

(1) 骨吸收抑制药：双膦酸盐、降钙素、雌激素类和选择性雌激素受体调节药。

(2) 骨形成促进药：氟化物和人工合成甲状旁腺激素类似物。

(3) 多重作用药物：活性维生素D、锶盐、中药等。

3. 降低骨折风险　随着年龄的增大，老年人发生跌倒的次数逐渐增加，骨折发生率高，尽早给予跌倒风险评估、预防跌倒对老年人的意义重大。

4. 对症　骨质疏松症严重者出现腰背疼痛及全身疼痛，可适量给予非甾体抗炎药止痛对症治疗。骨折患者应尽量减少卧床，尽早康复锻炼，减少因骨折所致的骨丢失。

七、预防

加强卫生宣教，保持适当的运动及充足的日照，保证充足的营养，保证足够的钙及维生素D的摄入，对于高危人群开展骨密度监测及跌倒风险评估，降低骨折的发生风险。

第六节　帕金森病

帕金森病（Parkinson disease，PD）是一种常见的神经系统变性疾病，老年人多见，平均发病年龄为60岁左右，40岁以下起病的青年帕金森病较少见。我国65岁以上人群帕金森病的患病率大约是1.7%。大部分帕金森病患者为散发病例，仅有不到10%的患者有家族史。帕金森病最主要的病理改变是中脑黑质多巴胺（dopamine，DA）能神经元的变性死亡，由此而引起纹状体多巴胺含量显著性减少而致病。导致这一病理改变的确切病因目前仍不清楚，遗传因素、环境因素、年龄老化、氧化应激等均可能参与帕金森病多巴胺能神经元的变性死亡过程。

一、发病机制

帕金森病的确切病因至今未明。遗传因素、环境因素、年龄老化、氧化应激等均可能参与帕金森病多巴胺能神经元的变性死亡过程。

（一）年龄老化

帕金森病的发病率和患病率均随年龄的增高而增加。帕金森病多在60岁以上发病，这提示衰老与发病有关。资料表明随年龄增长，正常成年人脑内黑质多巴胺能神经元会渐进性减少。但65岁以上老年人中帕金森病的患病率并不高，因此，年龄老化只是帕金森病发病的危险因素之一。

（二）遗传因素

遗传因素在帕金森病发病机制中的作用越来越受到学者们的重视。自20世纪90年代后期第一个帕金森病致病基因α突触核蛋白（α-synuclein，PARK1）的发现以来，目前至少有6个致病基因与家族性帕金森病相关。但帕金森病中仅5%～10%有家族史，大部分还是散发病例。遗传因素也只是帕金森病发病的因素之一。

（三）环境因素

20世纪80年代美国学者Langston等发现一些吸毒者会快速出现典型的帕金森病样症状，且对左旋多巴制剂有效。研究发现，吸毒者吸食的合成海洛因中含有一种1-甲基-4苯基-1，2，3，6-四氢吡啶（MPTP）的嗜神经毒性物质。该物质在脑内转化为高毒性的1-甲基-4苯基-吡啶离子MPP+，并选择性地进入黑质多巴胺能神经元内，抑制线粒体呼吸链复合物 I 活性，促发氧化应激反应，从而导致多巴胺能神经元的变性死亡。由此学者们提出，线粒体功能障碍可能是帕金森病的致病因素之一。在后续的研究中人们也证实了原发性帕金森病患者线粒体呼吸链复合物 I 活性在黑质内有选择性的下降。一些除草剂、杀虫剂的化学结构与MPTP相似。随着MPTP的发现，人们意识到环境中一些类似MPTP的化学物质有可能是帕金森病的致病因素之一。但是在众多暴露于MPTP的吸毒者中仅少数发病，提示帕金森病可能是多种因素共同作用下的结果。

（四）其他

除了年龄老化、遗传因素外，脑外伤、吸烟、饮咖啡等因素也可能增加或降低罹患帕金森病的危险性。吸烟与帕金森病的发生呈负相关，这在多项研究中均得到了一致的结论。咖啡因也具有类似的保护作用。严重的脑外伤则可能增加患帕金森病的风险。

总之，帕金森病可能是多个基因和环境因素相互作用的结果。

二、诊断

（一）诊断步骤

1. 详细询问病史 起病时间、症状分布部位及对称性，症状出现的次序，症状类型（运动或非运动，包括启动、运动幅度、速度、运动量、音量、表情、连续动作、精细运动、起立、步态、步距、步基、伴随动作等）。疾病发展速度及症状变化、发病诱因、曾进行的检查及结果、治疗及反应，还包括试验性治疗的效果等。

2. 体格检查 内科检查注意不同体位的血压、角膜、甲状腺、心、肝、肾等。神经系统检查除了针对运动障碍以统一帕金森病症状评分量表（UPDRS）为基础外，还需注意非帕金森病能解释的表现。

3. 实验室检查 主要针对排除其他疾病和鉴别诊断，包括常规、生化、电生理、神经影像。早期帕金森病的多巴胺能神经元减少可以由功能神经影像（如PET、SPECT等）检出。

4. 诊断 首先是症状诊断（运动或非运动），考虑是否符合帕金森症及其可能的原因，然后考虑是否符合帕金森病及其严重度。

（二）诊断标准

1. 符合帕金森症的诊断

(1) 运动减少启动随意运动的速度缓慢。疾病进展后，重复性动作的运动速度及幅度均降低。

(2) 至少存在下列特征中的1项：①肌肉僵直；②静止性震颤4～6Hz；③姿势不稳（非原发性视觉、前庭、小脑及本体感受功能障碍造成）。

2. 支持诊断　帕金森病必须具备下列3项或3项以上的特征。

(1) 单侧起病。

(2) 静止性震颤。

(3) 逐渐进展。

(4) 发病后多为持续性的不对称性受累。

(5) 对左旋多巴的治疗反应良好（70%～100%）。

(6) 左旋多巴导致的严重的异动症。

(7) 左旋多巴的治疗效果持续5年或5年以上。

(8) 临床病程10年或10年以上。

3. 必须排除非帕金森病　下述症状和体征不支持帕金森病，可能为帕金森叠加症或继发帕金森综合征。

(1) 反复的脑卒中发作史，伴帕金森病特征的阶梯状进展。

(2) 反复的脑损伤史。

(3) 明确的脑炎史和（或）非药物所致动眼危象。

(4) 在症状出现时，应用抗精神病药物和（或）多巴胺耗竭药。

(5) 1个以上的亲属患病。

(6) CT扫描可见颅内肿瘤或交通性脑积水。

(7) 接触已知的神经毒类。

(8) 病情持续缓解或发展迅速。

(9) 用大剂量左旋多巴治疗无效（除外吸收障碍）。

(10) 发病3年后，仍是严格的单侧受累。

(11) 出现其他神经系统症状和体征，如垂直凝视麻痹、共济失调，早期即有严重的自主神经受累，早期即有严重的痴呆，伴有记忆力、言语和执行功能障碍，锥体束征阳性等。

三、治疗

（一）治疗原则

1. 综合治疗　药物治疗是帕金森病最主要的治疗手段。左旋多巴制剂仍是最有效的药物。手术治疗是药物治疗的一种有效补充。康复治疗、心理治疗及良好的护理也能在一定程度上改善症状。目前应用的治疗手段主要是改善症状，但尚不能阻止病情的进展。

2. 用药原则　用药宜从小剂量开始逐渐加量。以较小剂量达到较满意疗效，不求全效。用药在遵循一般原则的同时也应强调个体化。根据患者的病情、年龄、职业及经济条件等因素采用最佳的治疗方案。药物治疗时不仅要控制症状，也应尽量避免药物不良反应的发生，并从长远的角度出发尽量使患者的临床症状能得到较长期的控制。

（二）药物治疗

1. 保护性治疗　原则上，帕金森病一旦确诊就应及早予以保护性治疗。目前临床上作为保护性治疗的药物主要是单胺氧化酶B型（MAO-B）抑制药。近年来研究表明，MAO-B抑制药有可能延缓疾病的进展，但目前尚无定论。

2. 症状性治疗

(1) 早期治疗。

①何时开始用药：疾病早期病情较轻，对日常生活或工作尚无明显影响时可暂缓用药。若疾病影响患者的日常生活或工作能力，或患者要求尽早控制症状时即应开始症状性治疗。

②首选药物：原则65岁以下的患者且不伴智能减退可选择a. 非麦角类多巴胺受体（DR）激动药；b. MAO-B抑制药；c. 金刚烷胺，若震颤明显而其他抗帕金森病药效果不佳则可选用抗胆碱能药；d. 复方左旋多巴+儿茶酚-O-甲基转移酶（COMT）抑制药；e. 复方左旋多巴；f. 和e一般在a、b、c方案治疗效果不佳时加用。但若因工作需要力求显著改善运动症状，或出现认知功能减退则可首选d或e方案，或可小剂量应用a、b或c方案，同时小剂量合用e方案。

③65岁及以上的患者或伴智能减退：首选复方左旋多巴，必要时可加用DR激动药、MAO-B或COMT抑制药。苯海索因有较多不良反应尽可能不用，尤其老年男性患者，除非有严重震颤且对其他药物疗效不佳时。

(2) 中期治疗：早期首选DR激动药、MAO-B抑制药或金刚烷胺/抗胆碱能药治疗的患者，发展至中期阶段，原有的药物不能很好地控制症状时应添加复方左旋多巴治疗；早期即选用低剂量复方左旋多巴治疗的患者，至中期阶段症状控制不理想时应适当加大剂量或添加DR激动药、MAO-B抑制药、金刚烷胺或COMT抑制药。

(3) 晚期治疗：晚期患者由于疾病本身的进展及运动并发症的出现治疗相对复杂，处理也较困难。因此，在治疗之初即应结合患者的实际情况制订合理的治疗方案，以期尽量延缓运动并发症的出现，延长患者有效治疗的时间窗。

（三）常用治疗药物

1. 抗胆碱能药 主要是通过抑制脑内乙酰胆碱的活性，相应提高多巴胺效应。临床常用的是盐酸苯海索。此外有丙环定、甲磺酸苯扎托品、东莨菪碱等。主要适用于震颤明显且年龄较轻的患者。老年患者慎用，闭角型青光眼及前列腺肥大患者禁用。

2. 金刚烷胺 可促进多巴胺在神经末梢的合成和释放，阻止其重吸收。对少动、僵直、震颤均有轻度改善作用，对异动症可能有效。肾功能不全、癫痫、严重胃溃疡、肝病患者慎用。

3. 单胺氧化酶B（MAO-B）抑制药 通过不可逆地抑制脑内MAO-B，阻断多巴胺的降解，相对增加多巴胺含量而达到治疗的目的。MAO-B抑制药可单药治疗新发、年轻的帕金森病患者，也可辅助复方左旋多巴治疗中晚期患者。它可能具有神经保护作用，因此原则上推荐早期使用。MAO-B抑制药包括司来吉兰和雷沙吉兰。晚上使用易引起失眠，故建议早上、中午服用。胃溃疡者慎用，禁与5-羟色胺再摄取抑制药（SSRI）合用。

4. DR激动药 可直接刺激多巴胺受体而发挥作用。目前临床常用的是非麦角类DR激动药。适用于早期帕金森病患者，也可与复方左旋多巴联用治疗中晚期患者。年轻患者病程初期首选MAO-B抑制药或DR激动药。激动药均应从小剂量开始，逐渐加量。使用激动药症状波动和异动症的发生率低，但直立性低血压和精神症状发生率较高。常见的不良反应包括胃肠道症状，嗜睡，幻觉等。非麦角类DR激动药有普拉克索、罗匹尼罗、吡贝地尔、罗替戈汀和阿扑吗啡。

5. 复方左旋多巴（包括左旋多巴/苄丝肼和左旋多巴/卡比多巴） 左旋多巴是多巴胺的前体。外周补充的左旋多巴可通过血脑屏障，在脑内经多巴脱羧酶的脱羧转变为多巴胺，从而发挥替代治疗的作用。苄丝肼和卡比多巴是外周脱羧酶抑制药，可减少左旋多巴在外周的脱羧，增加左旋多巴进入脑内的含量，以及减少其外周的不良反应。

应从小剂量开始，逐渐缓慢增加剂量直至获得较满意疗效，不求全效。剂量增加不宜过快，用量不宜过大。餐前1h或餐后1.5h服药。老年患者可尽早使用，年龄＜65岁，尤其是青年帕金森病患者应首选单胺氧化酶B抑制药或多巴胺受体激动药，当上述药物不能很好控制症状时再考虑加用复方左旋多巴。活动性消化道溃疡者慎用，闭角型青光眼、精神病患者禁用。

6. 儿茶酚-O-甲基转移酶（COMT）抑制药 通过抑制COMT酶减少左旋多巴在外周的代谢，从而增加脑内左旋多巴的含量。COMT抑制药包括恩他卡朋和托卡朋。帕金森病患者出现症状波动时可加用COMT抑制药以减少"关期"。恩他卡朋需与左旋多巴同时服用才能发挥作用。托卡朋第一剂与复方左旋多巴同服，此后间隔6h服用，可以单用。COMT抑制药的不良反应有腹泻、头痛、多汗、口干、氨基转移酶升高、腹痛、尿色变黄等。托卡朋有可能导致肝功能损害，须严密监测肝功能，尤其在用药头3个月。

（四）帕金森病并发症的防治

1. 运动并发症的诊断与治疗 中晚期帕金森病患者可出现运动并发症，包括症状波动和异动症。

症状波动（motor fluctuation）包括疗效减退（wearing-off）和"开-关"现象（on-off phenomenon）。疗效减退指每次用药的有效作用时间缩短。患者此时的典型主诉为"药物不像以前那样管事了，以前服一次药能维持4h，现在2h药就过劲了"。此时可通过增加每日服药次数或增加每次服药剂量，或改用缓释药，或加用其他辅助药物。"开-关"现象表现为突然不能活动和突然行动自如，两者在几分钟至几十分钟内交替出现。多见于病情严重者，机制不明。一旦出现"开-关"现象，处理较困难。可采用微泵持续输注左旋多巴甲酯、乙酯或DR激动药。

异动症又称运动障碍（dyskinesia），表现为头面部、四肢或躯干的不自主舞蹈样或肌张力障碍样动作。在左旋多巴血药浓度达高峰时出现者称为剂峰异动症（peak-dose dyskinesia），此时患者的典型主诉为："每次药劲一上来，身体就不那样硬了，动作也快了，抖也轻了，但身体会不自主的晃动，控制不住。"在剂峰和剂末均出现者称为双相异动症（biphasic dyskinesia）。此时患者的典型主诉为："每次在药起效和快要失效时都会出现身体的不自主晃动。"足或小腿痛性肌痉挛称为肌张力障碍（dystonia），多发生在清晨服药之前，也是异动症的一种表现形式。此时患者的典型主诉为："经常早上一起来就感觉脚抠着地，放松不下来，有时还感觉疼。"剂峰异动症可通过减少每次左旋多巴剂量，或加用DR激动药或金刚烷胺治疗。双相异动症控制较困难，可加用长半衰期DR激动药或COMT抑制药，或微泵持续输注左旋多巴甲酯、乙酯或DR激动药。肌张力障碍可根据其发生在剂末或剂峰而对相应的左旋多巴制剂剂量进行相应的增减。

2. 运动并发症的预防　运动并发症的发生不仅与长期应用左旋多巴制剂有关，还与用药的总量、发病年龄、病程密切相关。用药总量越大、用药时间越长、发病年龄越轻、病程越长越易出现运动并发症。发病年龄和病程均是不可控的因素，因此通过优化左旋多巴的治疗方案可尽量延缓运动并发症的出现。新发的患者首选MAO-B抑制药或DR激动药以推迟左旋多巴的应用；左旋多巴宜从小剂量开始，逐渐缓慢加量；症状的控制能满足日常生活需要即可，不求全效；这些均能在一定程度上延缓运动并发症的出现。但需要强调的是，治疗一定要个体化，不能单纯为了延缓运动并发症的出现而刻意减少或不用左旋多巴制剂。

（五）帕金森病非运动症状的治疗

1. 精神障碍的治疗　帕金森病患者在疾病晚期可出现精神症状，如幻觉、欣快、错觉等。而抗帕金森病的药物也可引起精神症状，最常见的是盐酸苯海索和金刚烷胺。因此，当患者出现精神症状时首先考虑依次逐渐减少或停用抗胆碱能药、金刚烷胺、司来吉兰、DR激动药、复方左旋多巴。对经药物调整无效或因症状重无法减停抗帕金森病药者，可加用抗精神病药，如氯氮平、喹硫平等。出现认知障碍的帕金森病患者可加用胆碱酯酶抑制药，如石杉碱甲、多奈哌齐、卡巴拉汀。

2. 自主神经功能障碍的治疗　便秘的患者可增加饮水量、多进食富含纤维的食物。同时也可减少抗胆碱能药的剂量或服用通便药物。泌尿障碍的患者可减少晚餐后的摄水量，也可试用奥昔布宁、莨菪碱等外周抗胆碱能药。直立性低血压患者应增加盐和水的摄入量，可穿弹力袜，也可加用α受体激动药米多君。

3. 睡眠障碍　帕金森病患者可出现入睡困难、多梦、易醒、早醒等睡眠障碍。若帕金森病的睡眠障碍是由于夜间病情加重所致，可在晚上睡前加服左旋多巴控释剂。若患者夜间存在不安腿综合征影响睡眠可在睡前加用DR激动药。若经调整抗帕金森病药后仍无法改善睡眠时可选用镇静催眠药。

（六）帕金森病手术治疗

手术方法主要有两种，神经核毁损术和脑深部电刺激术（DBS）。帕金森病患者出现明显疗效减退或异动症，经药物调整不能很好地改善症状者可考虑手术治疗。手术对肢体震颤和肌强直的效果较好，而对中轴症状如姿势步态异常、吞咽困难等功能无明显改善。手术与药物治疗一样，仅能改善症状，而不能根治疾病，也不能阻止疾病的进展。术后仍需服用药物，但可减少剂量。继发性帕金森综合征和帕金森叠加综合征患者手术治疗无效。早期帕金森病患者，药物治疗效果好的患者不适宜过早手术。

四、预后

帕金森病是一种慢性进展性疾病，具有高度异质性。不同患者疾病进展的速度不同。目前尚不能治愈。早期患者通过药物治疗多可很好的控制症状，至疾病中期虽然药物仍有一定的作用，但常因运动并发症的出现导致生活质量的下降。疾病晚期由于患者对药物反应差，症状不能得到控制，患者可全身僵硬，生活不能自理，甚至长期卧床，最终多死于肺炎等并发症。

第七节　慢性阻塞性肺疾病

慢性阻塞性肺疾病（chronic obstructive pulmonary disease，COPD，简称慢阻肺）是一种严重危害人类健康的常见病、多发病，严重影响患者的生命质量，病死率较高，并给患者及其家庭及社会带来沉重的经济负担。

一、定义

慢性阻塞性肺疾病是一种以持续气流受限为特征的可以预防和治疗的疾病，其气流受限多呈进行性发展。

二、病理生理学改变

慢阻肺特征性的病理学改变存在于气道、肺实质和肺血管。在慢阻肺的肺部病理学改变基础上，出现相应的慢阻肺特征性病理生理学改变，包括黏液高分泌、纤毛功能失调、小气道炎症、纤维化及管腔内渗出、气流受限和气体陷闭引起的肺过度充气、气体交换异常、肺动脉高压和肺心病，以及全身的不良效应。

三、危险因素

引起慢阻肺的危险因素包括个体易感因素和环境因素，两者相互影响。

1. 个体因素　某些遗传因素可增加慢阻肺发病的危险性，即慢阻肺有遗传易感性。

2. 环境因素　包括吸烟、空气污染、生物燃料烟雾、感染，以及社会经济地位。

四、检查

肺功能检查是判断气流受限的重复性较好的客观指标，对慢阻肺的诊断、严重程度评价、疾病进展、预后及治疗反应等均有重要意义。

1. 第一秒用力呼气容积占用力肺活量百分比FEV_1/FVC，主要用于评价气流受限。

2. 第一秒用力呼气容积占预计值百分比，主要反映COPD的严重程度。

3. 肺总量。功能残气量和残气量增高，肺活量减低，表明肺过度通气。

五、诊断

1. 有慢性和进行性加重的呼吸困难，咳嗽和咳痰，并且有危险因素暴露史，应考虑COPD。

2. 肺功能检查是确诊COPD的重要手段。患者吸入支气管舒张药后FEV_1/FVC <70%及FEV_1<80%，可以确定为不完全可逆性气流受限，这是诊断COPD的必备条件。

六、老年慢性阻塞性肺疾病特点

老年慢阻肺常与其他疾病合并存在，最常见的是心血管疾病、抑郁和骨质疏松。这些并发症可发生在轻、中、重度，以及严重气流受限的患者中，对疾病的进展产生显著影响，对住院率和病死率也有影响。

七、鉴别诊断

慢阻肺应与哮喘、支气管扩张症、充血性心力衰竭、肺结核和弥漫性泛细支气管炎等相鉴别，尤其要注意与哮喘进行鉴别（表3-2）。

表 3-2　慢阻肺与其他疾病的鉴别诊断要点

疾病	鉴别诊断
慢性阻塞性肺疾病	中年发病，症状缓慢进展，长期吸烟史或其他烟雾接触史
哮喘	早年发病（通常在儿童期），每日症状变化快，夜间和清晨症状明显，也可有过敏史、鼻炎和（或）湿疹，有哮喘家族史
充血性心力衰竭	胸部X线片示心脏扩大、肺水肿，肺功能检查提示有限制性通气障碍而非气流受限
支气管扩张症	大量脓痰，常伴有细菌感染，粗湿啰音，杵状指，胸部X线片或CT示支气管扩张、管壁增厚
肺结核	所有年龄均可发病，胸部X线片示肺浸润性病灶或结节状、空洞样改变，微生物检查可确诊，流行地区高发
闭塞性细支气管炎	发病年龄较轻，不吸烟，可能有类风湿关节炎病史或烟雾接触史，呼气相CT显示低密度影
弥漫性泛细支气管炎	主要发生在亚洲人群中，多为男性非吸烟者，气管炎几乎均有慢性鼻窦炎，胸部X线片和高分辨率CT示弥漫性小叶中央结节影和过度充气征

八、治疗

（一）慢阻肺稳定期的管理目标

减轻当前症状：包括缓解症状、改善运动耐量和改善健康状况；降低未来风险：包括防止疾病进展、防止和治疗急性加重及减少病死率。

1. 教育与督促患者戒烟

2. 控制职业性或环境污染　避免或防止吸入粉尘、烟雾，以及有害气体。

3. 药物治疗

(1) 支气管舒张药：支气管舒张药可松弛支气管平滑肌、扩张支气管、缓解气流受限，是控制慢阻肺症状的主要治疗措施。

①β受体激动药：短效的主要有沙丁胺醇和特布他林等，主要用于缓解症状，按需使用。福莫特罗为长效定量吸入剂，作用持续12h以上。

②抗胆碱药：主要品种有异丙托溴铵气雾剂，可阻断M胆碱受体。噻托溴铵是长效抗胆碱药，长期使用可增加深吸气量，减低呼气末肺容积，进而改善呼吸困难，提高运动耐力和生命质量。

③茶碱类：可解除气道平滑肌痉挛，在治疗慢阻肺中应用广泛。该类药还有改善心排血量、舒张全身和肺血管、增加水盐排出、兴奋中枢神经系统、改善呼吸肌功能，以及某些抗炎作用。

(2) 激素：长期规律的吸入激素适用于FEV_1占预计值＜50%（III级和IV级）且有临床症状及反复加重的慢阻肺患者。吸入激素和β受体激动药联合应用较分别单用的效果好，目前已有氟地卡松/沙美特罗、布地奈德/福莫特罗两种联合制剂。

(3) 祛痰药（黏液溶解剂）：慢阻肺患者的气道内产生大量黏液分泌物，可促使其继发感染，并影响气道通畅，应用祛痰药有利于气道引流通畅，改善通气功能，但其效果并不确切，仅对少数有黏痰的患者有效。常用药物有盐酸氨溴索（Ambroxol）、乙酰半胱氨酸等。

4. 长期家庭氧疗　慢阻肺稳定期患者进行长期家庭氧疗，可以提高有慢性呼吸衰竭患者的生存率，对血流动力学、血液学特征、运动能力、肺生理和精神状态都会产生有益的影响。

5. 通气支持 无创通气已广泛用于极重度慢阻肺稳定期患者。无创通气联合长期氧疗对某些患者，尤其是在日间有明显高碳酸血症的患者或许有一定益处。

6. 康复治疗 康复治疗对进行性气流受限、严重呼吸困难而很少活动的慢阻肺患者，可以改善其活动能力，提高生命质量，这是慢阻肺患者一项重要的治疗措施。康复治疗包括呼吸生理治疗、肌肉训练、营养支持、精神治疗和教育等多方面措施。

7. 并发症的治疗 老年患者常合并多种疾病，应根据患者心肾功能综合评估，酌情给予相应对症治疗。

（二）慢阻肺急性加重的管理

慢阻肺急性加重的治疗目标为最小化本次急性加重的影响，预防再次急性加重的发生。主要治疗原则：根据患者的临床症状、体征、血气分析和胸部影像学等指标评估病情的严重程度，采取相应的治疗措施。

1. 氧疗 氧疗是治疗慢阻肺急性加重期住院患者的一个重要部分。

2. 抗菌药物 目前推荐抗菌药物治疗的指征如下。

(1) 呼吸困难加重、痰量增加和脓性痰是3个必要症状。

(2) 包括脓性痰在内的2个必要症状。

(3) 需要有创或无创机械通气治疗。

3. 支气管扩张药 短效支气管舒张药雾化吸入治疗较适用于慢阻肺急性加重期的治疗，对于病情较严重者可考虑静脉滴注茶碱类，由于茶碱类的血药浓度个体差异较大，治疗窗较窄，监测血清茶碱浓度对评估疗效和避免发生不良反应都有一定意义。

4. 激素 住院的慢阻肺急性加重患者宜在应用支气管舒张药基础上，口服或静脉滴注激素。

5. 机械通气 可通过无创或有创方式实施机械通气，无论何种方式都只是生命支持的一种手段，在此条件下，通过药物治疗消除慢阻肺急性加重的原因，使急性呼吸衰竭得到逆转。

第八节　骨关节疾病

退行性骨关节病是最常见的慢性关节疾病，多见于中老年人，疾病的发生率随年龄的增长而增加，女性多于男性。好发于负重较大的膝关节、髋关节、脊柱及手指关节等部位。

一、定义

退行性骨关节病又称骨关节炎，为退行性改变，主要是关节软骨变性破坏，造成关节疼痛并伴有典型的关节间隙变窄，软骨下骨硬化或囊性变，关节边缘增生或骨赘形成等影像学表现。

二、流行病学

退行性骨关节病是一种常见疾病，世界卫生组织（WHO）、多国政府及医疗研究机构根据相关数据发现该病对人群健康的影响以及造成的医疗花费正在逐步提高，致残率可高达53%，该病已渐渐成为影响人们生活质量的主要困扰。退行性骨关节病患者群以中老年多见，其中女性多于男性。中国60岁以上的人群患病率可达50%，75岁以上则达80%。

三、病因

退行性骨关节病多随衰老自然发生，衰老是导致退行性骨关节病的最重要原因，同时与年龄、性别、体质量、关节创伤、遗传等因素相关，随年龄增加发病率逐渐增加。

四、临床表现

临床上退行性骨关节病以关节肿痛、骨质增生及活动受限为主要表现，早期为与运动有关的关节疼痛，休息后有所缓解，逐渐进展到静息痛，严重影响睡眠。早期还可出现关节僵直，晨起或长时间制动后出现，随疾病进展，受损关节出现活动障碍，严重时造成残疾。

退行性骨关节病的典型体征为关节摩擦感及活动关节时受累关节疼痛。手部关节、膝关节、髋关节、颈椎、腰椎五个关节典型的体征总结见表3-3。

表 3-3　五个退行性骨关节病的典型体征

关节	视、触	关节活动度	关节功能
手部	指间关节突起，如发生在远侧指间关节的赫伯登结节及发生在近侧指间关节的布夏尔结节	屈指活动度减少，严重时手指关节可出现强直	活动时指间关节疼痛，书写、抓握、系扣子等手部活动受限
膝关节	髌骨关节摩擦感、膝关节内翻或外翻畸形、异常步态	膝关节活动度减少	活动或负重时关节疼痛，行走、爬楼、蹲起等活动受限
髋关节	异常步态、压痛	髋关节活动度减少，髋关节外展和内旋一般最早出现	活动或负重时关节疼痛、上车、爬楼、穿袜子等活动受限
颈椎	颈部生理弯曲减少或消失、颈椎压痛，颈$_5$、颈$_6$、颈$_7$受累较常见，颈旁肌肉压痛	屈颈、伸颈活动受限	可有神经根压迫症状，转头、抬头等活动受限
腰椎	腰$_3$、腰$_4$、腰$_5$受累较常见，腰部肌肉压痛	腰椎各活动受限	可有神经根压迫症状，弯腰、翻身等活动受限

五、诊断

典型的退行性骨关节病通过病史和查体可较为明确的诊断，但需与类风湿关节炎等疾病相鉴别。

X线是目前临床中诊断退行性骨关节病的主要方法，骨赘生成、关节间隙变窄、软骨下骨硬化是诊断的重要指征。

磁共振对骨赘、软骨缺损的诊断更为敏感，故磁共振可以帮助诊断早期骨关节炎，同时还有助于和其他骨关节炎症的鉴别诊断。

六、治疗

退行性骨关节病的治疗目标是减轻患者疼痛，改善关节功能，提高患者生活质量。

1. 非药物治疗

(1) 患者教育：加强锻炼，控制体重，缓解紧张压力，健康睡眠及健康生活等，必要时给予康复锻炼。

(2) 物理治疗：增加局部血液循环，减轻炎症反应，如热疗、超声波、针灸、水疗、按摩、中药泡洗等。

(3) 行动支持：减少受累关节负重，如借助手杖、拐杖、助行器等方式辅助行走。

2. 药物治疗　药物治疗的目的是减轻疼痛，改善关节功能、提高生活质量。

(1) 止痛药：对乙酰氨基酚是治疗退行性骨关节病的首选，若效果不佳，可考虑应用阿片类，但要注意药物的成瘾性。

(2) 非甾体抗炎药：对于中、重度疼痛患者可以选用，目前应用较为广泛，但有消化不良、消化道溃疡、上消化道出血病史者或用药后出现消化道不良反应者应慎用。

(3) 外用药：外用止痛药物如膏药、涂抹制剂等均可短期缓解关节疼痛。

(4) 营养药物：氨基葡萄糖和硫酸软骨素均对抑制退行性骨关节病进展有效。

(5) 关节内注射药物：口服药物效果不佳时可选择关节内注射糖皮质激素及透明质酸衍生物，可以短期缓解关节疼痛、改善关节功能，主要应用于膝关节和髋关节退行性骨关节病患者。

3. 外科治疗　目前治疗手段很多，主要有关节镜手术、截骨术、关节表面置换及全关节置换术。

七、预防

退行性骨关节病是一种随年龄增长以关节软骨变性、破坏及骨质增生为特征的慢性关节病，年龄因素不可避免，但控制体重、减轻受累关节负重、适当运动保持肌肉功能等，均对于延缓退行性骨关节病的进程有效。

第九节　抑　郁

抑郁和（或）焦虑是老年人常见的临床综合征，本章着重讨论的是老年期（≥60岁）初次发生的抑郁焦虑，也包括初次发病于青壮年，延续到老年期复发的患者。

抑郁是目前老年人最常见的精神障碍之一，对于老年人的生活质量造成极大的影响。

一、定义

抑郁（depressive）是情绪低落、兴趣和动力缺乏、过度疲劳为核心症状，常伴焦虑、自罪自责、自杀观念和行为、思维迟缓、精神运动性抑制等心理症候群，以及失眠、精力丧失、食欲及体重下降等躯体症候群，也可伴有精神病性症状，如幻觉、妄想等。

二、流行病学

抑郁症在引起老年人致残的精神疾病中占第二位，仅次于痴呆。在患有内科疾病或有残疾的老年人中抑郁症的患病率较高。国外的研究显示，社区65岁以上的老年人中，抑郁症的患病率约5%。老年内科门诊患者中为5%～10%，内科住院患者中为10%～15%，老年护理院患者中为15%～20%，伴有各类躯体疾病者高达67.4%。

三、病因

老年期抑郁症的确切病因尚不明确，可能与遗传、神经生化、病前性格、社会环境，以及生活事件等因素相关。研究表明，相对于早年发病的抑郁症，老年抑郁的病因更倾向于与机体老化、脑细胞退行性改变、躯体疾病和频繁遭受的精神挫折有关。

四、临床表现

抑郁症主要的临床表现是情绪低落，这种情绪低落不是正常的心理活动过程中的情绪反应，而是一种病理性的情绪体验。应符合以下条件：①抑郁情绪妨碍了社会功能，或为此感到痛苦，寻求医生的帮助；②抑郁情绪持续时间长，一般超过2周以上；③往往伴有相应的认知和行为的改变。

老年抑郁与早年发生的抑郁相比，具有如下特点。

1. 疑病性　表现为自主神经症状为主的躯体症状，约1/3的老年抑郁患者以疑病为首发症状。

2. 激越性　激越性抑郁症最常见于老年人，主要表现为焦虑恐惧、终日担心、坐卧不安、夜晚失眠，或反复追念以往不愉快的事，责备自己，对不起亲人，对环境中的一切事物均无兴趣。焦虑激越往往是比较严重的抑郁症的继发症状，也可能是患者的主要症状。

3. 隐匿性　即躯体化症状，许多否认抑郁的老年患者表现为各种躯体症状就诊，而情绪障碍很容易被家人忽略，其抑郁症状被躯体症状所掩盖。

4. 妄想性　晚发的抑郁症具有比较普遍的妄想性，在妄想状态中，以疑病妄想和虚无妄想最多见。

5. 抑郁症性假性痴呆　即可逆性的认知功能障碍，这种认知功能障碍经过抗抑郁治疗可以改善，但需要与痴呆相鉴别。

6. 自杀倾向　抑郁症最危险的症状就是自杀，是导致抑郁症患者死亡的主要原因，故发现和预防抑郁症患者自杀非常重要。抑郁症患者自杀往往计划周密，含而不露，所以抑郁症患者家属要加强护理，及时治疗。

7. 迟滞性　以随意运动缺乏和缓慢为特点，影响躯体及肢体活动，面部表情减少，言语阻滞。

8. 季节性　老年抑郁具有季节性，秋冬季发作或加重，春夏季缓解或减轻。

五、诊断

抑郁症的诊断较为复杂，需要精神科专科医生的诊治。在综合医院就诊的患者经常在躯体疾病的同时伴随有精神障碍，单纯的躯体疾病治疗效果不佳时，应考虑精神障碍可能。根据抑郁相关症状及相关量表评定，及时发现抑郁患者。抑郁症患者有自杀可能，一旦发生则无法挽回，故抑郁症或抑郁状态的识别显得尤为重要。

老年患者中躯体疾病伴随抑郁的发病率大幅增加，在诊断躯体疾病的同时，要充分倾听患者及其家属的主诉，综合考虑患者状况，在原躯体疾病治疗效果不佳或除外躯体疾病所致的症状后，应考虑合并抑郁状态可能，可完善量表检查，试用抗抑郁治疗，必要时建议精神科专科就诊。

抑郁发作以心境低落为主，与其处境不相称，可以从闷闷不乐到悲痛欲绝，甚至发生木僵。严重者可出现幻觉、妄想等精神症状。

1. *症状标准*　以心境低落为主，并伴有以下至少4项。

(1) 兴趣丧失，无愉快感。

(2) 精力减退或疲乏感。

(3) 精神运动性迟滞或激越。

(4) 自我评价过低、自责，或有内疚感。

(5) 联想困难或自觉思考能力下降。

(6) 反复出现想死的念头或有自杀、自伤行为。

(7) 睡眠障碍，如失眠、早醒，或睡眠过多。

(8) 食欲减退或体重明显减轻。

(9) 性欲减退。

2. *严重标准*　社会功能受损，给本人造成痛苦或不良后果。

3. *病程标准*

(1) 符合症状标准和严重标准至少已持续2周。

(2) 可存在某些分裂性，但不符合分裂症的诊断。

4. *排除标准*　排除器质性精神障碍，或精神活性物质和非成瘾性物质所致抑郁。

5. *老年抑郁症的诊断要点*

(1) 60岁以后缓慢起病，可有一定的诱发因素。

(2) 除符合上述诊断标准外，还具有精神运动性激越和迟滞的表现，以及繁多的躯体化症状和疑病等妄想症状，并具有生物性症状的特点。

(3) 除外脑器质性疾病及躯体疾病所致的抑郁综合征。

抑郁是一种复杂的负性情绪体验，以主观的痛苦感为核心成分，表现在个体的情感、心境、认知、生理症状等多方面，如悲观、失败感、不满、社交退缩、犹豫不决、食欲下降、睡眠障碍、厌倦、敌意等。每个人都会有一些抑郁性的体验，而持续和严重的情况下，抑郁就可能成为一种精神障碍。抑郁与个体的人格特点有关，但很大程度上受社会因素的影响，如家庭环境压抑、人际关系紧张、多次经历失败等。老年人的躯体主诉较多，如食欲下降、睡眠障碍等，在老年阶段属于正常范围，但使用一般的抑郁量表时可能会因此误诊为抑郁症，应综合考虑躯体疾病及患者状态。发现抑郁相关表现时建议精神科专科就诊。

六、常用评估量表

1. 对于老年患者，尤其综合医院的就医患者，可提出以下4个问题来筛查老年抑郁。

(1) 你对自己现在的生活满意吗？

(2) 你感到生活空虚吗？

(3) 你是否担心你会有什么不好的事情发生吗？

(4) 你是否总是开心不起来？

2. 汉密尔顿抑郁量表（HAMD）。汉密尔顿抑郁量表在临床上方便实用。评定方法简便，标准明确，便于掌握，可用于抑郁症、躁郁症、神经症等多种疾病的抑郁症状之评定，尤其适用于抑郁症（表3-4）。

表 3-4　汉密尔顿抑郁量表

项目	评分标准	无	轻度	中度	重度	极重度	分数
		0	1	2	3	4	
抑郁情绪	0.未出现；1.只在问到时才诉述；2.在访谈中自发地描述；3.不用言语也可以从表情，姿势，声音或欲哭中流露出这种情绪；4.患者的自发言语和非语言表达（表情，动作）几乎完全表现为这种情绪						

项目	评分标准	无 0	轻度 1	中度 2	重度 3	极重度 4	分数
有罪感	0.未出现；1.责备自己，感到自己已连累他人；2.认为自己犯了罪，或反复思考以往的过失和错误；3.认为疾病是对自己错误的惩罚，或有罪恶妄想；4.罪恶妄想伴有指责或威胁性幻想						
自杀	0.未出现；1.觉得活着没有意义；2.希望自己已经死去，或常想与死亡有关的事；3.消极观念（自杀念头）；4.有严重自杀行为						
入睡困难	0.入睡无困难；2.主诉入睡困难，上床半小时后仍不能入睡（要注意平时患者入睡的时间）；3.主诉每晚均有入睡困难；4.入睡困难						
睡眠不深	0.未出现；1.睡眠浅多噩梦；2.半夜（晚12点钟以前）曾醒来（不包括上厕所）						
早醒	0.未出现；1.有早醒，比平时早醒1小时，但能重新入睡；2.早醒后无法重新入睡						
工作和兴趣	0.未出现；1.提问时才诉说；2.自发地直接或间接表达对活动、工作或学习失去兴趣，如感到无精打采，犹豫不决，不能坚持或需强迫自己去工作或劳动；3.病室劳动或娱乐不满3小时；4.因疾病而停止工作，住院患者不参加任何活动或者没有他人帮助便不能完成病室日常事务						
迟缓	0.思维和语言正常；1.精神检查中发现轻度迟缓；2.精神检查中发现明显迟缓；3.精神检查进行困难；4.完全不能回答问题（木僵）						
激越	0.未出现异常；1.检查时有些心神不定；2.明显心神不定或小动作多；3.不能静坐，检查中曾起立；4.搓手、咬手指、头发、咬嘴唇						
精神焦虑	0.无异常；1.问及时诉说；2.自发地表达；3.表情和言谈流露出明显忧虑；4.明显惊恐						
躯体性焦虑	指焦虑的生理症状，包括口干、腹胀、腹泻、打呃、腹绞痛、心悸、头痛、过度换气和叹息，以及尿频和出汗等 0.未出现；1.轻度；2.中度，有肯定的上述症状；3.重度，上述症状严重，影响生活或需要处理；4.严重影响生活和活动						
胃肠道症状	0.未出现；1.食欲减退，但不需他人鼓励便自行进食；2.进食需他人催促或请求和需要应用泻药或助消化药						
全身症状	0.未出现；1.四肢，背部或颈部沉重感，背痛、头痛、肌肉疼痛、全身乏力或疲倦；2.症状明显						
性症状	指性欲减退、月经紊乱等 0.无异常；1.轻度；2.重度；3.不能肯定，或该项对被评者不适合（不计入总分）						

续 表

项目	评分标准	无	轻度	中度	重度	极重度	分数
		0	1	2	3	4	
疑病	0.未出现；1.对身体过分关注；2.反复考虑健康问题；3.有疑病妄想，并常因疑病而去就诊；4.伴幻觉的疑病妄想						
体重减轻	按A或B评定 A按病史评定：0.不减轻；1.患者述可能有体重减轻；2.肯定体重减轻 B按体重记录评定：0.一周内体重减轻1斤以内；1.一周内体重减轻超过0.5kg；2.一周内体重减轻超过1kg						
自知力	0.知道自己有病，表现为忧郁；1.知道自己有病，但归咎伙食太差、环境问题、工作过忙、病毒感染或需要休息；2.完全否认有病						
总分							

评分标准：总分＜7分：正常；总分在7～17分：可能有抑郁症；总分在17～24分：肯定有抑郁症；总分＞24分：严重抑郁症。

3.老年抑郁量表（GDS）。见表3-5。

表3-5 老年抑郁量表

选择对过去一周内最合适你的答案		
	0分	1分
(1) 你对你的生活基本满意吗？	是□	否□
(2) 你是否放弃了很多你的兴趣和爱好？	否□	是□
(3) 你感到生活空虚吗？	否□	是□
(4) 你经常感到无聊厌倦吗？	否□	是□
(5) 你觉得未来有希望吗？	是□	否□
(6) 你是否为无法摆脱脑子中一些想法感到烦恼？	否□	是□
(7) 你是否大部分时间都精力充沛？	是□	否□
(8) 你是否觉得有什么不好的事要发生而感到很害怕？	否□	是□
(9) 你是否大部分时间觉得快乐？	是□	否□
(10) 你经常感到无助吗？	否□	是□
(11) 你是否经常感到心烦意乱或坐立不安？	否□	是□
(12) 你是否宁愿待在家里而不愿去做一些新鲜事？	否□	是□
(13) 你是否常常担心将来？	否□	是□

续　表

选择对过去一周内最合适你的答案	0分	1分
(14) 你是否觉得记忆力比以前差？	否□	是□
(15) 你觉得现在的生活很惬意吗？	是□	否□
(16) 你是否经常感到心情沉重、无精打采？	否□	是□
(17) 你是否感到现在很没用，活着毫无意义？	否□	是□
(18) 你是否为过去的事担心过多？	否□	是□
(19) 你觉得你现在的生活令人兴奋吗？	否□	是□
(20) 你觉得学习新鲜事物很困难吗？	否□	是□
(21) 你觉得精力充沛吗？	是□	否□
(22) 你觉得你现在的处境是毫无希望的吗？	否□	是□
(23) 你是否觉得大部分人都比你活得好？	否□	是□
(24) 你是否经常为一些小事情不开心？	否□	是□
(25) 你是否常常想哭？	否□	是□
(26) 你集中注意力有困难吗？	否□	是□
(27) 你每天早晨起来开心吗？	是□	否□
(28) 你不喜欢参加聚会或社交活动吗？	否□	是□
(29) 你做决定很容易吗？	是□	否□
(30) 你的头脑还和以前一样清楚吗？	是□	否□
总分30分，≥15分则提示有老年抑郁可能，建议其精神科专科就诊		

七、治疗

抑郁症因有自杀的不良后果，故抑郁症患者需精神科专科治疗。综合医院就诊常见躯体疾病伴有抑郁状态，且抑郁状态可能与近期躯体疾病相关，可考虑治疗躯体疾病同时给予抗抑郁治疗。当明确诊断为抑郁症或高度怀疑者，均需立即要求家属陪同到精神科专科就诊。

1. 一般治疗　支持性的心理治疗是常规，由于老年患者理解能力降低，语言交流可能受到限制，言语及非言语交流与支持，对于改善老年抑郁症患者的无力感和自卑感是有效的。

2. 药物治疗　　抗抑郁药的选择要考虑其安全性、耐受性、效能、费用和简便这五个因素，其中安全性包括治疗安全与药物间的相互作用，老年患者共病及多重用药的比例明显增加，故药物间的相互作用需引起足够的重视。

选择性5-羟色胺再摄取抑制药（SSRI）较为常用，如舍曲林、西酞普兰、氟西汀、帕罗西汀等，另外目前较常用的还有米氮平、文拉法辛、度洛西汀等。相比较而言，米氮平和选择性5-羟色胺再摄取抑制药类抗抑郁药较为安全。

中医药同时辅助治疗可改善抑郁症状，尤其是以疑病和失眠为主要表现的患者有效。

八、护理

失眠患者的镇静药，以及其他过量应用，可导致死亡的药物必须由家属持续监管，并在医生指导下服用。抑郁症患者有可能发生自杀的不良后果，在住院期间需要24小时陪护，病情稳定离院后应给予家属指导，建议陪护及监管服药，合理安排健身及文娱活动，积极参与社会交往，多沟通，定期复诊。

第十节　焦　虑

焦虑是一种内心紧张不安，预感将要发生某种不利情况而又难以应付的不愉快的情绪体验，焦虑过程伴有一系列复杂的心理、生理和动作行为反应。正常的焦虑是人类一种保护性行为，但长久、过度的没有明确客观对象和具体观念内容的焦虑和担心则会导致焦虑障碍。

老年人群中因离退休、脱离熟悉的生活环境与人群、子女分离、空巢老人、与社会交往减少、患病、对身体健康甚至生命的预期、生活事件刺激等因素，焦虑情绪发生率明显增加。

一、定义

焦虑（anxiety）以广泛和持续性焦虑或反复发作的惊恐不安为主要特征，常伴有自主神经紊乱、肌肉紧张与运动性不安，临床分为广泛性焦虑障碍和惊恐障碍两种主要形式。

二、流行病学

焦虑障碍的人群发生率在2%～5%，焦虑障碍是老年人常见的心理障碍，国外有研究显示，55岁以上的老人焦虑障碍的发生率在1.2%～15%。

三、发病机制

引起老年人焦虑障碍的原因很多，包括遗传因素、心理生物学因素、人格与认知、生活事件、躯体疾病等。

四、焦虑的心理和躯体表现

焦虑的临床表现可分为两个方面：一是心理症状，表现为紧张、惶恐不安、提心吊胆、心烦意乱、静不下心，常感到时间过得特别慢，预感有不好的事情发生，敏感多疑。二是躯体症状，表现为坐立不安、手脚发抖、皮肤苍白或潮红、多汗、尿频、严重时觉得胸闷、心慌、气急、睡眠障碍等。老年焦虑障碍患者就诊时经常以躯体症状就诊，所以需要医生综合考虑患者的状况，如明确除外躯体疾病所致的躯体症状或躯体表现与本身疾病明显不相符，以及躯体治疗无明显疗效且迁延不愈时，要同时考虑心理因素，尤其是焦虑障碍，需要综合识别。

五、诊断

焦虑症需要精神科专科医生的诊治明确。在综合医院就诊患者中经常会在躯体疾病的同时伴随有精神障碍，在诊断躯体疾病的同时，要充分综合考虑患者状况，结合患者主诉、症状、体格检查及辅助检查等综合因素，在原躯体疾病治疗效果不佳或除外躯体疾病所致的症状后，应考虑合并焦虑障碍可能，可完善量表检查，试用抗焦虑治疗，必要时建议精神科专科就诊。

部分焦虑障碍患者会伴有情绪低落的表现，而老年抑郁患者多伴有躯体性焦虑症状，抑郁与焦虑障碍时常伴随存在，当抑郁与焦虑同时存在，需优先考虑抑郁障碍，避免延误抑郁的治疗而发生自杀等不良后果。

临床上许多躯体疾病可出现焦虑症状，如甲状腺疾病、心脏疾病、脑炎、脑血管病等，要警惕焦虑是否继发于躯体疾病，避免精神症状掩盖躯体疾病而延误躯体疾病的治疗。

六、常用评估量表

1. 汉密尔顿焦虑量表　汉密尔顿焦虑量表（HAMA）主要用于评定神经症及患者的焦虑症状的严重程度，为他评量表（表3-6）。

表3-6　汉密尔顿焦虑量表

条　目	症　状　表　现	得分
(1) 焦虑心境	担心、担忧，感到有最坏的事将要发生，容易激惹	
(2) 紧张	紧张感、易疲劳、不能放松、情绪反应，易哭、颤抖、感到不安	
(3) 害怕	害怕黑暗、陌生人、一人独处、动物、乘车或旅行及人多的场合	
(4) 失眠	难以入睡、易醒、睡得不深、多梦、夜惊、醒后感疲倦	
(5) 认知功能	或称记忆、注意障碍，注意力不能集中，记忆力差	
(6) 抑郁心境	丧失兴趣、对以往爱好缺乏快感、抑郁、早醒、昼重夜轻	
(7) 躯体性焦虑	肌肉系统：肌肉酸痛、活动不灵活、肌肉抽动、肢体抽动、牙齿打战、声音发抖	
(8) 躯体性焦虑	感觉系统：视物模糊、发冷发热、软弱无力感、浑身刺痛	
(9) 心血管系统	心动过速、心悸、胸痛、昏倒感、心搏脱漏	
(10) 呼吸系统症状	胸闷、窒息感、叹息、呼吸困难	
(11) 胃肠道症状	吞咽困难、嗳气、消化不良（进食后腹痛、腹胀、恶心、胃部饱感）、肠动感、肠鸣、腹泻、体重减轻、便秘	

条 目	症 状 表 现	得分
(12) 生殖泌尿神经系统症状	尿意频数、尿急、停经、性冷淡、早泄、阳痿	
(13) 自主神经系统症状	口干、潮红、苍白、易出汗、起鸡皮疙瘩、紧张性头痛、毛发竖起	
(14) 会谈时行为表现	(1) 一般表现：紧张、不能松弛、忐忑不安、咬手指、紧紧握拳、摸弄手帕、面肌抽动、不宁顿足、手发抖、皱眉、表情僵硬、肌张力高、叹气样呼吸、面色苍白。(2) 生理表现：吞咽、打嗝、安静时心率快、呼吸快（每分钟20次以上）、腱反射亢进、震颤、瞳孔放大、眼睑跳动、易出汗、眼球突出	

HAMA所有项目采用0~4分的5级评分法，各级的标准为：0分，无症状；1分，轻；2分，中等；3分，重；4分，极重。总分≥29分，可能为严重焦虑；≥21分，肯定有明显焦虑；≥14分，肯定有焦虑；超过7分，可能有焦虑；如小于7分，无明显焦虑。

2. **焦虑自评量表** 焦虑自评量表（SAS）为自评量表，能够较好地反应有焦虑倾向的被试的主观感受，适用于有焦虑症状的成年人（表3-7）。

表 3-7 焦虑自评量表

序号	题目	没有或很少时间有（1分）	有时有（2分）	大部分时间有（3分）	绝大部分或全部时间都有（4分）	评分
1	我觉得比平常容易紧张和着急（焦虑）					
2	我无缘无故地感到害怕（害怕）					
3	我容易心里烦乱或觉得惊恐（惊恐）					

序号	题目	没有或很少时间有（1分）	有时有（2分）	大部分时间有（3分）	绝大部分或全部时间都有（4分）	评分
4	我觉得我可能将要发疯（发疯感）	□□	□□	□□	□□	□□
5	我觉得一切都很好，也不会发生什么不幸（不幸预感）	□□	□□	□□	□□	□□
6	我手脚发抖打战（手足颤抖）	□□	□□	□□	□□	□□
7	我因为头痛，颈痛和背痛而苦恼（躯体疼痛）	□□	□□	□□	□□	□□
8	我感觉容易衰弱和疲乏（乏力）	□□	□□	□□	□□	□□
9	我觉得心平气和，并且容易安静坐着（静坐不能）	□□	□□	□□	□□	□□
10	我觉得心跳很快（心慌）	□□	□□	□□	□□	□□
11	我因为一阵阵头晕而苦恼（头晕）	□□	□□	□□	□□	□□
12	我有晕倒发作或觉得要晕倒似的（晕厥感）	□□	□□	□□	□□	□□
13	我呼气吸气都感到很容易（呼吸困难）	□□	□□	□□	□□	□□
14	我手脚麻木和刺痛（手足刺痛）	□□	□□	□□	□□	□□
15	我因为胃痛和消化不良而苦恼（胃痛或消化不良）	□□	□□	□□	□□	□□
16	我常常要小便（尿意频数）	□□	□□	□□	□□	□□
17	我的手常常是干燥温暖的（多汗）	□□	□□	□□	□□	□□
18	我脸红发热（面部潮红）	□□	□□	□□	□□	□□

序号	题目	没有或很少时间有（1分）	有时有（2分）	大部分时间有（3分）	绝大部分或全部时间都有（4分）	评分
19	我容易入睡并且一夜睡得很好（睡眠障碍）	☐☐	☐☐	☐☐	☐☐	☐☐
20	我做噩梦	☐☐	☐☐	☐☐		

SAS采用4级评分，主要评定症状出现的频度，其标准为："1"表示没有或很少时间有；"2"表示有时有；"3"表示大部分时间有；"4"表示绝大部分或全部时间都有。20个条目中有15项是用负性词陈述的，按上述1~4顺序评分。其余5项（第5、9、13、17、19），是用正性词陈述的，按4~1顺序反向计分。将20个项目的各个得分相加，即得粗分；用粗分乘以1.25以后取整数部分，得到标准分。SAS标准分的分界值为50分，其中50~59分为轻度焦虑，60~69分为中度焦虑，70分以上为重度焦虑。

七、干预治疗

1. 心理治疗　最常用于焦虑症患者的是认知治疗、行为治疗或认知-行为治疗等。心理医生可通过帮助患者了解其不良的认知模式，改变患者对疾病性质的不合理和歪曲的认知，运用放松训练、系统脱敏等处理焦虑引起的躯体症状。

2. 药物治疗　苯二氮䓬类为目前应用最广泛的抗焦虑药，抗焦虑作用强，同时可以改善失眠。但此类药物常见的不良反应有思睡、头晕、共济失调、呼吸障碍、耐药、成瘾等，老年患者应小剂量服用，避免过度镇静及加重呼吸障碍。

新型抗抑郁药物选择性5-羟色胺再摄取抑制药（SSRI）同时具有抗焦虑作用，老年焦虑患者尤其是焦虑伴随抑郁障碍时作为首选。丁螺环酮没有镇静作用，对认知和运动功能没有影响，比较适合于老年患者，但起效慢。

3. 中医药及针灸等辅助治疗　可改善焦虑症状，尤其对以失眠为主要表现的患者有效。

八、护理

老年患者夜尿次数增加，易跌倒，苯二氮䓬类容易发生嗜睡、头晕，增加跌倒风险，需引起注意。建议合理安排健身及文娱活动，积极参与社会交往，多沟通，给予家庭支持，定期复诊。

第十一节　营养问题

一、老年营养的概述

1. 老年营养不良的分类

(1) 消瘦型：以能量不足为主。

(2) 水肿型：以蛋白质缺乏为主。

(3) 混合型：能量和蛋白质均缺乏。

营养不良不仅仅是蛋白质-热量不足，也包括微量元素、维生素和矿物质的不足。

营养状态差的高危因素：酗酒或者药物成瘾、意识不清、运动量减少、情绪低落、精神不佳、功能受限、资金不足、教育受限；医疗方面的问题患有慢性疾病、药物因素、牙齿不好、饮食受限制、与社会隔离。

2. 老年人身高、体重及机体结构变化　机体骨骼肌肉组织明显减少，水分和瘦体组织；60多岁年龄段末体重随年龄而下降；老年人体重的增长是以脂肪，尤其是内脏脂肪蓄积为主；身高下降，骨质流失，骨密度下降；瘦组织减少并且恢复比年轻人慢。

3. 老年人代谢的特点

(1) 基础代谢率：与中年人相比，老年人的基础代谢降低15%～20%。合成代谢降低，分解代谢增高，引起细胞功能下降。蛋白质的合成与分解速率明显低于年轻人。

(2) 糖类：葡萄糖代谢率和耐受性下降。

(3) 脂肪代谢：脂肪代谢酶的水平和活性下降，脂肪分解代谢和脂肪廓清能力降低。

(4) 维生素、矿物质和微量元素：铜、铁蛋白、肝组织中的铁离子（女性）升高；锌、钙、铁、维生素B_1、砷、维生素D、维生素C、维生素B_6、维生素B_{12}降低。

4. **老年患者的营养需求特点**　老年人机体组成、各种物质代谢反应及器官功能均发生相关改变，故营养需要量与成年不同。一般认为，老年人的营养素需求与年轻人并无严格的区别，所不同的只是量的差异而已。

老年人对能量的需求量应低于年轻人，应适当控制每日热量摄入，而代谢分解蛋白质增强，蛋白质的机体利用能力降低，要注意老年人蛋白质的供给，尤其是优质蛋白的供给量。在正常情况下，老年人糖类供给量在每日总热量所占比例55%～60%为宜，不宜多用蔗糖。脂肪供给量不超过总量的20%～30%，且尽量减少饱和脂肪酸的摄入量，适当限制胆固醇的摄入量。同时应重视老年人维生素的供给。迄今尚无证据表明老年人各种维生素的需要与年轻人存在差异，但一般推荐老年人的每日维生素的需要量应稍高于青壮年，且特别强调维生素D的补充高于青年人与中年人。对矿物质与维生素的需要量基本与成年人相同，但是老年人钙摄入量不宜低于成年标准，应多食用含钙量较高的食物如牛奶、芝麻酱等。老年人易发生贫血，选用铁吸收率高的食物如瘦肉、动物血等。老年人易造成体内水分不足，应养成饮水习惯，老年人对水的基本需要量为每日25～30ml/kg。

维生素的推荐量如下。

维生素A，RNI：男性为800μgRAE/d，女性为700μgRNE/d。富含食物：胡萝卜、豌豆苗、红心甜薯、空心菜、菠菜。

维生素D，RNI：15μg/d。富含食物：鱼肝油、动物肝脏、蛋黄、奶油、干酪等。

维生素E，RNI：14mg α-TE/d。富含食物：麦胚、向日葵、植物油、豆类、种子类、坚果等。

维生素B_1，RNI：男性为1.4mg/d，女性为1.2mg/d。富含食物：肉类、豆类、各种粗粮。

维生素B_2，RNI：男性为1.4mg/d，女性为1.2mg/d。富含食物：动物内脏、蛋黄、菠菜、油菜、韭菜及豆类。

维生素C，RNI：100mg/d。富含食物：柿子椒、番茄、菜花、猕猴桃、山楂、柑橘、柠檬、青枣。

叶酸：400μg/d。富含食物：绿叶蔬菜、酵母、动物肝、肾、蛋类、豆类、香蕉、梨。

二、老人营养不良的临床表现与诊断标准

见表3-8和表3-9。

表 3-8　老人营养不良的临床表现

部位	临床表现	可能的营养素缺乏
头发	干燥、变细、易断、脱发	蛋白质-能量、必需脂肪酸、锌
鼻部	皮脂溢	烟酸、核黄素、维生素B_6
眼	眼干燥症、夜盲症	维生素A
	睑角炎	维生素B_2、维生素B_6
舌	舌炎、舌裂、舌水肿	维生素B_2、维生素B_{12}、维生素B_6、叶酸、烟酸
牙	龋齿	氟
	齿龈出血、肿大	维生素C
口腔	味觉减退、改变或口角炎、干裂	锌、维生素B_2、烟酸
甲状腺	肿大	碘
指甲	舟状指、指甲变薄	铁
皮肤	干燥、粗糙、过度角化	维生素A、必需脂肪酸
	瘀斑	维生素C、维生素K

部位	临床表现	可能的营养素缺乏
皮肤	伤口不愈合	锌、蛋白质、维生素C
	阴囊及外阴湿疹	维生素B_2、锌
	癞皮病皮炎	烟酸
骨骼	佝偻病体征、骨质疏松	维生素D、钙
神经	肢体感觉异常或丧失、运动无力	维生素B_1、维生素B_{12}
	腓肠肌触痛	维生素B_{12}
肌肉	萎缩	蛋白质-热量
心血管	脚气病心脏体征	维生素B_{12}
	克山病体征	硒
生长	营养性矮小	蛋白质-热量
发育	性腺功能减退或发育不良	锌

表3-9 老人营养不良的诊断标准

参数	正常范围	营养不良		
		轻度	中度	重度
体重[占理想体重的百分比（%）]	>90	80～90	60～79	<60
体质指数	18.5～23	17～18.4	16～16.9	<60
三头肌皮褶厚度（%）	>90	80～90	60～79	<60
上臂肌围（%）	>90	80～90	60～79	<60
肌酐身高指数（%）	>95	85～94	70～84	<70
白蛋白（g/L）	>30	25～30	20～24.9	<20
转铁蛋白（g/L）	2.0～4.0	1.5～2.0	1.0～1.5	<1.0
前白蛋白（g/L）	>0.20	0.16～0.20	0.10～0.15	<0.10
总淋巴细胞计数（×10^9/L）	>2.5	1.8～1.5	1.5～0.9	<0.9
氮平衡（g/d）	±1	−10～−5	−15～−10	<−15

表 3-10　体质指数（BMI）

等级	BMI
肥胖	≥28.0
超重	24≤BMI＜28
正常值	18.5≤BMI＜24
体重过低	＜18.5

三、老年患者营养支持治疗目的

1. 提供充分的热量、蛋白质和微量元素。

2. 保持或改善营养状态。

3. 保持或改善功能活动和康复能力。

4. 保持或改善生活质量。

5. 减少住院率和死亡率。

四、老年患者肠内营养适应证

1. 经口摄食不能或不足，而胃肠道功能具备禁忌经口进食。

2. 短肠综合征与TPN合用。

3. 胃、肠瘘。

4. 重症胰腺炎。

5. 胃肠道手术前营养补充。

五、老年患者肠内营养禁忌证

1. 糖尿病，症状明显，不能耐受高糖负荷者。

2. 严重应激状态，麻痹性肠梗阻。

3. 上消化道出血，严重腹腔炎症。

4. 严重吸收不良综合征。

六、老年患者的胃肠营养途径

1. 人工协助经口进食和管饲。

2. 口服营养和补充。预防优于治疗，若经口饮食达不到需要量的50%，进行管饲。

3. 解决可逆因素。补牙、抗抑郁治疗、言语病理学家治疗吞咽困难，调整饮食降低误吸风险，改善功能，提供社会帮助组织老年人聚餐、增加增味剂。

4. 膳食添加剂是否能够增加人工喂养卡路里的摄入并不是十分明确。

5. 胃肠营养补充并不能改善患者的功能状态。

6. 食物补充剂（宏观营养素和微量营养素、液态和固态）。

七、肠内营养常用制剂分类及应用

肠内营养（enteral nutrition，EN）在中国临床应用已有40多年的历史。1974年肠内营养制剂在北京应用于临床，并取得良好的效果。但长期以来肠内营养并没有得到足够的重视，在国内的发展非常缓慢。许多患者甚至医生对肠内营养的定义、分类都不清楚，一些药品说明中也常出现使用肠内营养通用名不规范的现象。这些情况均已影响到肠内营养的科学管理与合理应用。现就肠内营养制剂的分类及应用进行简单说明。

2005年出版的"国家基本药物目录"中将肠内营养制剂按氮源分为三大类：氨基酸型、短肽型（前两类也称为要素型，elemental type）、整蛋白型（也称为非要素型，non-elemental type）。上述三类又可各分为平衡型和疾病适用型。

此外，尚有组件型（module）制剂，如单纯氨基酸/短肽/整蛋白组件、糖类制剂组件、长链（LCT）/中长链脂肪（MCT）制剂组件、维生素制剂组件等。

肠内营养制剂类型与适应证如下。

1. **氨基酸型** ①平衡型：一般营养型，商品名制剂有肠内营养粉氨基酸（维沃）；②疾病适用型：例如苯丙氨酸代谢障碍适用等。每袋80g，内含100%的游离氨基酸浓度约15%、脂肪为2.5%（脂肪0.8g，亚油酸0.6g），糖类为82.2%（61.7g为麦芽糖糊精，食物淀粉），同时含有人体必需矿物质、多种维生素和微量元素等。属于无渣，粪便排出量少，因此不需消化液或极少消化液便可吸收。能源来自糊精及食物淀粉，热量与氮的比值为128：1；脂肪来自大豆油，其含量控制在需要量的最低限，以减少对胰腺外分泌系统和肠管分泌的刺激。

适用于消化道通畅的患者，不能正常进食，合并中、重度营养不足；消化道术前准备；消化道手术后吻合口瘘，如咽部瘘、食管瘘、胃瘘、结肠瘘等；胰腺炎的恢复期；短肠综合征的患者（小肠的长度短于60cm）；炎性肠道疾病如克罗恩病等。

2. 短肽型肠内营养（包括乳剂、混悬液、粉剂） 此类制剂商品名有肠内营养混悬液（SP）（百普力），以及粉剂类型（百普素）等所含蛋白质为蛋白水解物，在小肠中也有运输低聚肽的体系，低聚肽经小肠黏膜刷状缘的肽酶水解后进入血液，容易被机体利用。同时不含乳糖，避免了乳糖不耐受引起的腹泻和脂代谢障碍等一系列问题。几乎完全吸收，低渣，需少量消化液吸收，排粪便量少。适用于有胃肠道功能或部分胃肠道功能的患者。如胰腺炎；肠道炎性疾病；放射性肠炎和化疗；肠瘘；短肠综合征；艾滋病病毒感染等。也可作为营养不足患者的手术前后喂养及肠道准备。能补充人体日常生理功能所需的能量及营养成分。

3. 整蛋白型（剂型有乳剂、混悬液、粉剂） 此类制剂最多也容易混淆，但是只要按照标准分类，仍然是容易理解的。

(1) 平衡型普通整蛋白肠内营养：常见的商品名有肠内营养制剂（TP）（安素）、肠内营养乳剂（TP）（瑞素）等。该型制剂进入胃肠道后可刺激消化腺体分泌消化液，帮助消化、吸收，在体内消化吸收过程同正常食物，可提供人体必需的营养物质和能量的需要。其中有些制剂含有中链三酰甘油（如瑞素），更有利于脂肪的代谢吸收；有些制剂为了节约入液量而制成高能量密度，每毫升提供1.3～1.5kcal的能量，如肠内营养乳剂（TP-HE）（瑞高），肠内营养混悬液（TPF）（能全力1.5）。还有些制剂添加了膳食纤维以改善胃肠道功能，如肠内营养乳剂（TPF-D）（瑞代），能全力、瑞先等。不同的制剂因产品特色不一而同时属于不同类型，但只要了解其特殊之处就不会分错了。这一大类制剂适于面或颈部创伤，或颅颈部手术后；咀嚼和吞咽功能性或神经性损害，或咽下困难；

意识丧失的患者和（或）接受机械通气的患者；以及高分解代谢状态，如癌症、烧伤和颅脑创伤患者；神经性畏食等。

(2) 疾病适用型整蛋白肠内营养：有糖尿病型肠内营养制剂，如肠内营养乳剂（TPF-D）瑞代，肿瘤适用型肠内营养乳剂，如肠内营养乳剂（TPF-T）（瑞能），高蛋白、高能量肠内营养乳剂，如瑞高、瑞先，免疫增强型肠内营养，如茚沛，肺病型肠内营养混悬液，如易菲佳，肾病用复方酮酸类似物，如开同，等。

第十二节　合理用药

目前世界人口正呈现急速老龄化趋势。估计到目前为止，60岁以上的老人总数达到14亿，其中10亿生活在发展中国家，并以亚洲居多，老龄人口占世界总人口的比例到2050年预计将从现在的10%上升到15%，在经济发达国家，老龄人口的比例将会达到1/3。

老年人患有许多慢性疾病，他们自然比任何其他年岁的人使用更多的药物。老年人的生理储备能力随着年龄的增长而减弱，通过药物和急性或慢性疾病的影响进一步加大了压力，往往呈相加状态。

世界卫生组织统计显示，全球每年有1/7的老年人死于不合理用药。老年人群常有多种慢性疾病，需服用多种药物。由于老年人生理功能下降，药动学及药效学会发生一系列变化，易造成药物蓄积中毒，导致药物不良反应的发生风险增加。

一、药动学特点

1. 吸收　随着年龄增长，老年人肠道上皮吸收功能、内脏运动功能降低，内脏血流量及胃酸分泌量下降，但是并不影响多数通过扩散作用渗入胃肠道上皮药物的吸收，仅几类药物（吲哚美辛、哌唑嗪和地高辛）吸收范围缩小或吸收率下降。通过载体转运机制渗入肠道上皮的药物吸收率降低，如钙、铁和维生素。加巴喷丁和核苷（酸）类似物的吸收也是通过转运介导机制，但其在老年人中吸收是否减慢尚不明确。老年人表皮和真皮萎缩，皮肤的屏障功能下降，组织血流灌注减少是经皮药物吸收率下降的主要原因，皮下和肌肉组织与之相似。由于吸收率不稳定，老年人应避免肌内注射。

2. 分布　血容量、机体组分变化等均会影响药物在体内的分布。药物在人体的分布主要取决于药物的理化性质（分子大小、亲脂性、pH），血浆蛋白的结合及机体的组成。血药浓度依赖于机体的亲水性容积和亲脂性空间，与分布容积呈负相关。机体各系统功能随年龄增长而衰退，80岁老年人机体的水分下降到其年轻时的10%～15%。因此与青中年相比，老年人亲水性药物（如阿司匹林、依酚氯胺、法莫替丁、锂剂和乙醇等）分布容积会明显下降，血药浓度升高。同时，由于年龄增长，脂肪含量增加，老年人亲脂性药物（如胺碘酮、地西泮、替考拉宁和维拉帕米等）容积分布增加，血药浓度下降。血浆药物$t_{1/2}$的变化与其分布容积呈正相关，药物分布容积越大，其血浆$t_{1/2}$越长，达到稳定的血药浓度所需时间也就越长。另外，老年人血清白蛋白减少20%左右，因此与血浆蛋白结合水平高的药物游离浓度增高。

3. 血浆蛋白结合　老年人血浆蛋白减少，与血浆蛋白结合率高的药物游离血药浓度升高（表3-11）。

表3-11　不同年龄人体内药物的血浆蛋白结合率

药物	年龄（岁）	血浆蛋白含量（%）	最大血浆蛋白结合率（%）
青霉素G	＜50	3.9	42.4
	＞50	3.8	45.1
磺胺嘧啶	27	4.2	50.0
	79	3.6	45.0
苯巴比妥	＜50	4.1	41.8
	＞50	3.4	41.9
水杨酸盐	27	4.2	73.0
	79	3.6	72.0
苯妥英钠	29	4.0	82.4
	76	3.4	83.6

4. 排泄 随年龄增加，药物最重要的动力学变化是肾脏清除率下降。老年人肾小球硬化逐渐进展，功能性肾小球数量减少，同时，血管紧张素Ⅱ、内皮素水平升高和前列腺素水平下降，导致肾血流量逐年降低，以上均可引起药物清除率下降。因此，老年人对以肾脏为主要排泄途径的药物清除率下降（表3-12），导致药物血浆浓度的升高，而药物血浆浓度升高与不良反应的发生密切相关。

表 3-12 老年人肾排泄减少的药物

种类	药物
抗生素	阿米卡星、庆大霉素、链霉素、妥布霉素
心血管病药	卡托普利、地高辛、依那普利、赖诺普利
利尿药	阿米洛利、呋塞米、氢氯噻嗪、氨苯蝶啶
其他	金刚烷胺、氯磺丙脲、西咪替丁、雷尼替丁、锂

二、老年人药效学特点

老年人药效学变化复杂，药效依赖于靶器官受体的数量、细胞对受体摄取的反应能力（信号转导）和保持基本功能平衡的负反馈能力。老年人对药物的敏感性增加，而耐受性有所降低，但个体差异较大，目前尚缺乏老年人不同年龄与用药剂量的相关研究（表3-13）。

表 3-13 衰老对某些药物药动学或药效学的影响

药物	与增龄有关的药动学或药效学改变	对药效（或不良反应）的影响	处理原则
糖皮质激素	靶器官敏感性↑	（↑）	减少剂量
胰岛素	中枢神经系统敏感↑	（↑）	剂量个体化
甲苯磺丁脲	蛋白结合率↓，中枢神经敏感性↑	（↑）	减少剂量

三、药物相互作用

可发生相互作用的两种或多种药物通常有相同或相似的药理学结合位点。药物及其代谢产物相互竞争血浆蛋白结合位点，使游离药物浓度增加，产生药物毒性作用（表3-14）。老年人基础疾病较多，通常需多药联合治疗，因此易发生药物相互作用，导致不良反应的发生。年龄和用药的数量决定药物相互作用的发生风险，目前临床普遍认为老年人应尽可能减少用药种类及数量。

表3-14 重要的药物相互作用（药代动力学互相作用）

作用机制	药物	互相作用的药物	影响
吸收减少	地高辛	抗酸药、考来替泊	降低地高辛作用
胃排空速度改变	多数药	甲氧氯普胺	增加药物吸收速度
		抗胆碱能制剂	减低药物吸收速度
血浆结合蛋白转移	华法林	阿司匹林、呋塞米	可能增加抗凝血作用
抑制药物代谢	华法林	西咪替丁、奥美拉唑、甲硝唑、复方磺胺甲噁唑	增加抗凝血、出血
抑制药物代谢	茶碱	西咪替丁、红霉素、环丙沙星、依诺沙星	茶碱中毒
诱导药物代谢	华法林	巴比妥盐、利福平、卡马西平	减少抗凝血
	茶碱	苯妥英、利福平、卡马西平、吸烟	增加呼吸困难
减少肾小管活性	甲氨蝶呤	水杨酸盐、青霉素、丙磺舒、其他有机酸	甲氨蝶呤中毒
胆碱能受体上相加作用	苯扎托品	其他抗胆碱能制剂（如三环类抗抑郁药、抗组胺药等）	神志模糊、尿潴留
β受体的竞争阻滞	沙丁胺醇	β受体拮抗药	气管扩张效应降低
作用在心脏传导	β受体拮抗药	维拉帕米、地尔硫草、地高辛	心动过缓、心脏阻滞
低钾血症	地高辛	利尿药	洋地黄中毒
直立性低血压	利尿药	转换酶抑制药、三环类抗抑郁药、α受体拮抗药、吩噻嗪类、血管扩张药、左旋多巴	跌倒、软弱、晕厥

作用机制	药物	互相作用的药物	影响
肾灌注下降	利尿药	非甾体抗炎药	肾功能损害
作用于血小板功能、凝血和黏膜完整性	阿司匹林	华法林	胃肠道出血

四、老年人合理用药的基本原则

1.采取小剂量给药的原则　安全性是合理用药的基本要求，为了稳妥起见，提倡老年人用药从小剂量开始。目前药品说明书的剂量主要为成人剂量，并不完全适合老年人，仅部分药物提示老年人具体的用法用量。成人剂量对老年人可能较高，但要注意老年人对药物反应的个体异质性。目前，老年人用药剂量并没有统一的准则，应根据体质量和肾脏排泄功能合理调整药量。可应用药动学特点，根据成人的血药浓度计算老年人的血药浓度，但不应忽视药物敏感性问题。

2.根据肝、肾功能调整给药方案　肝、肾功能直接影响药物的疗效和毒性，老年人肝、肾功能存在不同程度的减退，因此临床用药时应根据肝、肾功能调整给药方案。肝脏疾病本身导致其代谢能力下降，药物代谢也减弱，消除时间延长，易发生毒性反应，故老年人应选用经肝脏代谢少或不需肝脏转化的药物，尽可能减少肝脏负担。肾功能直接影响药物的疗效和毒性。一方面排泄减少易引起药物蓄积；另一方面肾功能不全时常出现低蛋白血症，与蛋白结合的药物少，游离、有活性的药物相应增加。因此，临床给药时必须慎重考虑老年人肾功能状况。

3.应尽可能减少药物种类　临床对老年人用药前须进行严格评估，尽可能减少药物种类，明确最需药物治疗的疾病。确定最佳的用药频率，优先选用缓释剂、控释剂或某些药物的固定组合。

4.注意监测不良反应的发生并及时采取相应措施　部分药物可加重某些慢性疾病，如β受体拮抗药、钙通道阻滞药引起心力衰竭表现；导致认知功能障碍的药物会引起人与社会脱节。老年人应用利尿药、抗高血压药和抗精神症状的药物时，常出现直立性低血压、痴呆、兴奋等不良反应，临床应予以重视。故老年人合理用药应遵守受益原则，即收益高于风险；遵守小剂量原则，即老年人用药从低剂量或半量开始；遵从观察用药，即用药时密切观察患者有关不良反应情况，并及时调整剂量或停药；患者异常表现疑为某种药物所致时，暂停该药；使用必需药物，老年人用药最好不要超过5种。只有老年人改变了错误的用药观念，与医生紧密配合，真正意识到安全用药的重要性，才能减少药物不良反应的发生。

五、面临挑战

1. 过度治疗　老年人长期应用药物治疗可产生耐药或药物蓄积产生毒性效应，从而引起过度治疗。多种药物混合使用，不仅会引起药效直接拮抗、互相抵消而降低疗效，还会使药物的毒性增大，给机体带来不同程度的损伤。对患有多种慢性疾病及肾脏、脑功能有障碍的老年人来说，用药时更应特别注意。

2. 治疗不足　由于多种不确定的原因，老年人药物治疗通常有不可预知的风险，老年人治疗也可能存在治疗不足的问题。老年人多发慢性病，治疗过程擅自加大剂量导致不良反应；或病情得到控制后擅自停药；同时老年人记忆力减退导致治疗中漏服；或药物突然中断影响疗效，导致严重不良反应危及生命。上述原因引起老年人服药的依从性差，当老年人用药不能达到很好的疗效或所服药物治疗指数低时，最好进行血药浓度监测（TDM）。在了解老年患者的病情、药物的药理特性和自身个体对药物反应的基础上，才能实现用药个体化。

第4章　老年人照护与康复

随着全球经济的快速发展、社会的进步和生活水平的不断提高，人类的平均寿命逐渐延长，人口老龄化已成为全球性的重大社会问题和人们普遍关心的热点。我国于1999年正式进入老龄社会，成为较早进入老龄化的发展中国家之一。由于老年人在人群中的比例快速增长，对老年人的保健和疾病防治工作也日益引起医务工作者的重视。

老年人是一个特殊的群体，老年疾病有其自身的特点：发病率高、慢性病多；病情复杂、住院时间长；医疗需求高、住院花费多。因此，长寿之后如何促进其保持良好的健康功能是今后面临的重大挑战。护理人员不可避免面临的挑战：尊重生命；关注护理而非治疗；注重并提高生命及生活的质量。

第一节　老年人的特点及护理要点

人的衰老是一个生理发展过程，随着年龄的增长，组织器官自然衰退，新陈代谢发生紊乱，机体免疫力下降，对疾病的易感性增加，由于老年后生活环境、社会地位、经济条件的变化，可形成老年人特有的心理状态，这些不利的因素使老年人容易患病，护理人员根据老年人的特殊生理、心理状态给予适当的护理，有助于减轻患者的痛苦，促进患者康复。

老年人护理的重点在于通过干预延缓老年期的衰老性变化，减少各种危险因素给老年人带来的消极影响，消除和减低自我照顾的限制，最大限度地维持和促进老年人的最佳功能状态。

一、老年人的生理特点

1. 循环功能的变化　老年人心血管功能随着年龄的增加而降低，心脏收缩力降低，输出量减少，有些器官供血量出现改变，传导系统发生变化，心率减慢，心肌内血管增厚、变硬，失去弹性。

2. 呼吸功能的改变　老年人呼吸功能降低，呼吸肌及有关韧带萎缩变硬，支气管、肺的弹性减弱，肺泡胀大，肺活量变小，咳嗽反射迟缓，老年人免疫功能下降，抵抗力降低，易发生继发感染，甚至造成严重的呼吸衰竭。

3. 消化功能的改变　老年人胃肠道分泌功能减弱，消化功能降低，食量减少，胃肠功能紊乱，易发生消化不良，食欲缺乏等。

4. 泌尿系统功能改变　老年人肾小球数量显著减少，滤过率明显降低，尿生成减少，另一方面，膀胱容量减小，常不自觉排出尿液，夜间尿频、尿多。

5. 免疫系统功能改变　免疫细胞逐渐减少，机体免疫监护功能减退。

6. 运动系统　肌肉松弛，骨质疏松，容易引起骨折。

7. 其他　各系统功能均减退，疾病易感性增强。

二、老年人的心理特点

1. 老年人的心理变化及对健康的影响　随着年龄的增长，老年人的心理会发生很大的变化。加上由于各种生理功能的减退，社会角色的变化，家庭人际关系和经济状况的改变，以及丧偶、疾病和文化程度的不同，一般老年人心理承受能力会出现很大程度的降低，遇到困难或挫折时，情绪反应更为激烈，常产生焦虑、恐惧、无助、悲观、抑郁等复杂的心理变化。这些变化直接影响其老化过程、健康状况、老年病的防治和预后，最终影响老年人的生活和生命的质量。所以正确评估老年人的心理和精神状况，采取有针对性的护理措施，维护和促进老年人的心理健康显得十分重要。

2. 老年人的心理需求

(1) 依存需求：老年人在离退休之前，生活在各种大大小小的工作群体、朋友群体中，他们的交往、归属等需要多多少少都能得到一定程度的满足。而退休之后，离开了原来的工作群体，与朋友的交往也显著减少了。在这种情况下，家庭就成了他们的主要活动场所和精神寄托的地方。然而由于年老体弱，老年人在家中的大部分时间还是无所事事，而自己的子女也都成家立业，不在他们身边，因而他们很容易产生失落感和孤独感。在与外人的关系中，他们渴望在生活上予以照顾与帮助，在心理上尤其情感上能够得到温暖与关怀。

(2) 自尊需求：离退休或丧失劳动能力的老年人，社会角色发生了很大的变化。变化之一就是他们由供养者变成了被供养者。这个时候，作为他们虽然觉得自己进入老年，工作能力和经济收入都不及以前，但还是非常希望子女像以前一样尊重自己，至少不能把自己当成未成年的孩子甚至是一个废人来看待。

(3) 求助需求：老年人随着年龄的增大，健康状况的退步，活动和生活自理能力都逐步下降，这时候越来越需要别人的帮助与照顾。这种需求如果得不到满足，他们就会产生忧郁、怨恨等消极情绪，甚至会产生被遗弃的感觉。

三、老年人的护理要点

1. 加强心理护理　帮助老年人进行社会角色的转变，多陪伴，多沟通，以及对老年人足够的尊重、重视和关爱，是老年人能够平稳过渡的关键。

2. 加强安全护理　包括饮食、运动、用药，生理功能等多方面的安全护理，预防意外的发生，降低发生的风险，提高并保证老年人的生活和生命的质量。

第二节　老年住院患者常见的护理问题

老年住院患者常见的问题包括：睡眠障碍、营养不良、谵妄、尿失禁、跌倒、压疮，国外护理机构将这六大问题统称为老年综合征，这六大问题在临床上是常见的而且是可以预防的，研究显示，如果这些问题单一发生或合并多个发生都会加快患者的死亡，增加高额的医疗费用，延长患者的住院日，因此对于住院的老年患者，护理的重点在于对这些问题的评估与预防。

在老年科，通过日常的工作观察，我们还发现老年住院患者常见有以下几种类型：具有生活能力且有独立思维的老人；意识清醒、有部分生活能力，需旁人照护的老人；卧床、痴呆、丧失日常生活能力，完全需要旁人照护的老人。不同类型的老人存在不同的护理问题，我们应针对不同的老人制订不同的护理计划，采取不同的护理措施。

一、具有生活能力且有独立思维的老人

这类老人生活及思想独立，易于沟通。但由于机体生理功能的逐渐衰退，机体对复杂变化的应激能力和挫折的承受能力明显下降，更易发生意外及心理精神方面的问题。

（一）护理问题

1.睡眠障碍——失眠

(1) 环境因素：睡眠环境的改变可导致失眠。老年人入院后，对周围环境陌生，所用的床、床上用品不舒适；病室的光线、温度、气味不适应，医护人员的走动、谈话的干扰、环境嘈杂等都可引起失眠。

(2) 生理因素：生理因素被认为是影响患者睡眠的主要原因之一。患者住院时，因患疾病出现的不适症状常常会影响睡眠。

(3) 心理因素：老年患者往往情绪波动大，心理承受能力降低。面对慢性疾病或突发病常常顾虑重重，思想负担重，尤其在住院期间，对医疗环境的陌生，对疾病诊断治疗的焦虑、担忧，对医疗护理工作的不适应或不满意，以及对家人和工作的牵挂等多种因素而产生心理压力，从而导致不同程度的失眠。

2.跌倒/坠床

(1) 跌倒/坠床的发生原因：老年患者由于自身疾病、年老体弱、视力减退、运动平衡功能障碍、环境的改变，以及服用影响意识或活动的药物，加之自我估计不足，导致步态不稳，起立和迈步艰难，易突发晕厥，引起跌倒/坠床。

(2) 跌倒/坠床的发生特点。

①跌倒多发生时间段包括5：00—7：00、19：00—21：00、0：00—2：00。

②跌倒多发生在走廊和厕所，也可见床边坠落。

③跌倒的危害如下。

a.骨折因肢体制动、长期卧床，可引起下肢深静脉血栓、压疮、肺部及泌尿系统的感染等。

b.硬膜下血肿、严重的软组织损伤：可致部分肢体的短暂功能障碍。

c.因害怕跌倒而不敢活动，引起机体部分功能的下降和行为退缩。

d. 因跌倒引起身体损伤，以及继发的并发症，导致老年人活动受限，生活需要照料，住院时间延长，医疗费用增加，加重了老年人自身、家庭和社会的压力，以及经济负担。

3. 用药错误　老年患者多合并一种或多种疾病，长期使用多样药物。由于记忆力减弱，自行服药能力下降，有发生漏服药、延迟服药或过量服药的现象，导致用药错误，增加了疾病的风险和药物的不良反应。

4. 恐惧、焦虑心理的产生

(1) 对疾病的认知不足，缺少相关护理知识。

(2) 住院治疗，对所处环境的陌生产生紧张。

（二）护理措施及护理要点

1. 创造舒适的睡眠环境，减少外界对视、嗅、触觉等感觉器官的不良刺激。调整病室温度，一般冬季保持在16～20℃，夏季以25～28℃为宜，相对湿度以50%～60%为宜。

2. 加强心理护理，解除患者紧张的情绪。护士进行心理护理时，要耐心倾听老人对自己心理和病情的叙述，了解他们内心的痛苦、不安和苦恼，并给予充分的理解，可以显著改善老年人的睡眠质量。

3. 对病症采取相应的处理，减轻疾病引起的不适，必要时给予药物辅助促进睡眠。

4. 加强入院的风险评估，了解既往有无发生过跌倒以及跌倒的次数及方式、有无与跌倒有关的疾病，以及有无服用引起跌倒的药物。

5. 设立安全警示标识，将相应的安全警示标识悬挂在病房、走廊、卫生间等醒目的位置，并在患者床头部位粘贴安全标识，提高患者自我预防意识的同时，警示护理人员、家属、清洁人员等，减少环境因素的影响，降低危险因素，预防患者跌倒/坠床。

6. 护理人员应引导患者正视自身的身体健康，了解引起跌倒的危险因素，自觉地形成预防的意识。并加强对于患者家属的沟通，指导患者家属给予患者有效的心理支持，改善患者的心理状态，提高患者的护理依从性，减少跌倒的发生。

7. 对于高风险的老年患者，指导其活动时须有专人陪同，并定期对其进行跌倒风险评估，及时调整护理重点。

8. 老年患者用药，护士应做到发药到手，服药到口。督促患者按时按量服药，避免遗忘或错服。有吞咽困难或病情较重的患者，应将药片研碎后溶于水中服用。

9. 护士应与患者多沟通，认真倾听患者的叙述，及时解决患者的问题，使患者产生归属感。同时耐心进行疾病知识的健康宣教，使患者了解疾病的治疗、护理及预后，减轻焦虑情绪。

二、意识清醒、有部分生活能力，需旁人照护的老人

这类老人有独立的思维，但因病卧床，或丧失部分生活能力。面对突发疾病，以及病症带来的机体功能障碍，感到日趋临近的死亡，易产生焦虑、恐惧、无助、悲观、抑郁等复杂的心理变化。这些变化可直接影响老年病的防治和预后。

（一）护理问题

1. 睡眠障碍——失眠　参见具有生活能力且有独立思维的老人。

2. 谵妄　由脑源性或非脑源性疾病引起的一种急性脑功能下降状态，伴有认知功能改变和意识障碍，症状常有波动性，以前也曾经被称为急性意识混乱状态。

患者发生意识障碍，神志恍惚，注意力不能集中，以及对周围环境与事物的觉察清晰度的降低等。意识障碍有明显的昼夜节律变化，表现为昼轻夜重。患者白天交谈时可对答如流，晚上却出现意识混乱。定向力障碍，包括时间和地点的定向障碍，严重者会出现人物定向障碍。

睡眠-觉醒周期不规律，可表现为白天嗜睡而晚上活跃。好转后患者对谵妄时的表现或发生的事大都遗忘。

3. 营养不良

(1) 社会因素：老年人的经济收入，与社会阶层，对于其营养的摄入情况有直接的关系。

(2) 生理因素：随着年龄的增加，身体功能不断地下降。由于老年人口腔问

题，导致其食物咀嚼困难，极大地降低了老年人饮食的兴趣；反之老年人咀嚼次数降低，也会导致吞咽能力的降低，从而形成恶性循环，不利于身体健康。

(3) 药物因素：老年患者多合并一种或多种疾病，长期使用多样药物。大多数药物可引起消化道不良反应，出现食欲下降、消化吸收功能减弱，也是导致机体营养不良的因素之一。

(4) 饮食因素：因进食习惯不良导致营养的不均衡。通过不完善统计，将近有一半的老年人，没有吃豆制品、喝牛奶的习惯，导致蛋白质严重的缺失，能量供给不够。

(5) 心理因素：老年人因患病导致人际交往减少，且由于对疾病的不良预后产生不良的情绪状态，如焦虑、忧郁、恐惧、悲哀等，这均可影响机体的消化功能；老年人情绪不佳或突然受到某些精神打击时常会不思饮食，长期心情抑郁苦恼，对生活失去信心，会严重影响食欲而产生心理性厌食。

(6) 老年人营养不良的危害

①可加速机体衰老过程，造成机体蛋白质缺乏，身体消瘦，抵抗力减弱，以及骨质疏松、智力迟钝、血管功能障碍等病症。而对住院患者而言，随着机体功能下降，导致伤口愈合延迟，延长住院天数。

②免疫系统损伤，则可能增加感染的危险性及后果，使病死率升高。

③使患者变得情绪沮丧且缺乏感情，使骨折、压疮的发生率增加，而伴随着体重严重下降，心血管及胃肠功能均可受到损伤。

4. 便秘

(1) 老年体弱、疾病致活动过少、肠痉挛等导致排便困难。

(2) 老年人进食量少或食物缺乏纤维素或水分不足，对结肠运动的刺激减少。

(3) 神经系统疾病：中枢性脑部疾病、脑卒中、多发硬化、脊髓损伤，以及周围神经病变等。

5. 抑郁状态

(1) 因一些老年疾病的病程长，预后差，导致老年患者的精神状态发生很大变化。

(2) 情绪不稳定：易激动，常为小事发火，顽固、不合作，逃避甚至有攻击行为。

(3) 罪恶感、自尊低落：因患者给家庭带来很大的影响，甚至觉得对自己或者对别人都是一种负担，表现为退缩、孤独、回避与人交往，对环境缺乏兴趣。

（二）护理措施及护理要点

1. 改善睡眠环境，减少外界刺激，调整病室温湿度。

2. 专人护理，或家属24h陪伴老人，保证老人的安全问题。

3. 注意与老人的沟通，沟通时注意语速平缓，语调柔和，避免争辩或说服老人的话语，尽量顺从老人的要求，协助老人恢复定向力。

4. 尽量避免束缚，如果老人有明显的狂躁不安，且有伤人和自伤的行为时，可考虑束缚，束缚后保证老人的安全。

5. 为避免坠床，可增加床档，增加看护人员，如患者有兴奋，躁动，避免暴力制止，要给予积极的安抚。

6. 鼓励家属多关爱老人，经常与患者交流，鼓励患者积极进行适度体力活动，以增进食欲。

7. 对住院老年患者的营养状况进行筛检和评估，及早发现营养不良并进行营养干预，对提高老年患者生活质量、改善疾病预后有重要意义。

8. 指导患者及家属注意营养平衡，保持食物多样化，软硬度适宜，要少食多餐、保质适量，多采用蒸、煮、炖的烹饪方法，尽量减少营养物质在烹饪过程中丢失。

9. 指导合理用药，减少药物的不良反应。建议患者按医嘱服药，停服可用可不用的药，服用缓释药，必要时给予外用通便药辅助排便。

10. 多关注此类老年患者，加强心理疏导，多安慰，少刺激，护士应说话声音大一点，耐心多一点，主动询问多沟通，及时解决发现的问题。让患者慢慢调整心理状态，解除忧虑，恢复心理平衡，主动配合治疗康复，早日减轻患病后遗症、恢复生活能力。

三、卧床、痴呆、丧失日常生活能力，完全需要旁人照护的老人

这类老人因疾病或自身机体功能发生障碍，导致完全卧床，生活不能自理，完全依靠他人照顾，也是护理问题最多的一类患者。

（一）护理问题

1. 营养不良

(1) 随着年龄的增长，老年人对食物的消化和营养的吸收功能减退，从食物中摄取的营养减少，加之长期卧床，缺少活动，致营养吸收不良。

(2) 患者因机体功能减弱，吞咽发生困难，导致进食速度减慢，进食数量减少。

(3) 因患多种慢性疾病，对身体的营养消耗增加。

2. 尿失禁　尿失禁是由于膀胱括约肌损伤或神经功能障碍而丧失排尿自控能力，使尿液不自主地流出的现象。是卧床患者常见的护理问题。

尿失禁的危害如下。

(1) 引起反复的尿路感染、菌尿甚至影响肾功能、盆腔炎、阴道炎、阴部湿疹、溃疡等。

(2) 导致社交能力的丧失、增加照顾者负担，严重影响患者的生活质量。

(3) 容易发生压疮。

3. 压疮

(1) 形成原因。

①外源性因素：压力，剪切力，摩擦力，潮湿。

②内源性因素：活动受限，营养不良，合并疾病。

(2) 分期。

①Ⅰ期：皮肤完整，局部皮肤完好，出现压之不褪色的红斑，深色皮肤表现可能不同；指压变白红斑或者感觉、皮温、硬度的改变可能比观察到的皮肤改变更先出现。此期的颜色改变不包括紫色或栗色变化，因为这些颜色变化提示可能存在深部组织损伤。

②Ⅱ期：部分皮层缺失伴随真皮层暴露或部分损伤。伤口床有活性，呈粉色

或红色、湿润，也可表现为完整的或破损的浆液性水疱。脂肪及深部组织未暴露。无肉芽组织、腐肉、焦痂。该期损伤往往是由于骨盆皮肤微环境破坏和受到剪切力，以及足跟受到的剪切力导致。该分期不能用于描述潮湿相关性皮肤损伤，比如失禁性皮炎，皱褶处皮炎，以及医疗黏胶相关性皮肤损伤或者创伤伤口（皮肤撕脱伤，烧伤，擦伤）。

③Ⅲ期：全层皮肤组织缺失，常可见皮下脂肪、肉芽组织和边缘内卷。可见腐肉和（或）焦痂。不同解剖位置的组织损伤的深度存在差异；脂肪丰富的区域会发展成深部伤口。可能会出现潜行或窦道。无筋膜，肌肉，肌腱，韧带，软骨和（或）骨暴露。

④Ⅳ期：全层皮肤和组织缺失，可见或可直接触及筋膜、肌肉、肌腱、韧带、软骨或骨头。可见腐肉和（或）焦痂。常常会出现边缘内卷，窦道和（或）潜行。不同解剖位置的组织损伤的深度存在差异。如果腐肉或焦痂掩盖组织缺损的深度，则为不可分期压力性损伤。

⑤不可分期：全层皮肤和组织缺失，由于被腐肉和（或）焦痂掩盖，不能确认组织缺失的程度。只有去除足够的腐肉和（或）焦痂，才能判断损伤是Ⅲ期还是Ⅳ期。缺血肢端或足跟的稳定型焦痂（表现为干燥，紧密黏附，完整，无红斑和波动感）不应去除。

4. 误吸、窒息　老年患者由于神经系统疾病可出现吞咽障碍，吞咽反射差，减弱了防止食物进入气管的反射性动作。如进食呛咳严重而未及时调整进食方法，或鼻饲不当引起食物反流可导致误吸；义齿松动脱落掉入呼吸道，痰液多而未及时吸痰，痰液积聚引起窒息。

5. 管道滑脱

(1) 老年患者意识障碍，有精神症状，情绪不稳定，不配合治疗及护理，可出现自行拔除尿管、胃管、中心静脉导管。

(2) 由于翻身活动不当引起导尿管、鼻饲管、中心静脉导管等滑脱。

（二）护理措施及护理要点

1. 遵医嘱尽早纠正水、电解质及酸碱平衡紊乱。

2. 根据年龄，BMI，是否禁食、原发病及同一疾病的不同病程、引流量和是否伴随心、肺、肾脏疾病，选择合适的营养支持途径、适量的能量和营养物质，制订个体化营养支持方案。

3. 首选肠内营养，有利于维持肠道功能，实施方便，并发症少，易于长期应用。当经口补充不足50%时，需要管饲。若不能耐受或无法进行肠内营养时才采用肠外营养。

4. 对生活不能自理的老年人，告知家属给予患者使用专用尿垫，发现尿液溢出，及时更换，定时给予患者进行会阴部冲洗，保持会阴部及肛周皮肤清洁干燥。注意观察会阴部及肛周皮肤情况，如有红疹、水疱等及时就医，预防失禁性皮炎。

5. 长期尿失禁的患者，可实施无菌留置导尿术。术后实行定时开放关闭导尿管，训练膀胱排尿功能。

6. 压疮的预防。①纠正全身营养状况，去除引起营养缺乏的原因，注意营养物质尤其是蛋白质的摄取，必要时提供肠内或肠外营养支持；②避免局部组织长时间受压，定时翻身，使用防压疮气垫；③避免剪切力与摩擦力，卧床患者避免长时间抬高床头30°或大于30°，保持床单、床垫、衣裤的清洁及干燥平整；④避免局部潮湿等不良刺激，保持床单位及皮肤的清洁干燥，及时清理排泄物，勿按摩骨隆突处；⑤促进局部血液循环，长期卧床患者定时活动关节，温水擦浴和全身按摩，保持和提高皮肤组织对压力的耐受度。

7. 压疮的护理。老年人一旦发生压疮，宜采取局部治疗为主，全身治疗为辅的护理措施。

(1) 疮面处理：Ⅰ期，压疮的受压部位出现皮肤红肿，只要改善受压勤翻身，垫软枕，症状就会得到改善；Ⅱ期，压疮若有水疱可用无菌注射器将液体抽出，再用0.9%氯化钠注射液消毒后外敷贴膜保护，每日观察皮肤恢复情况，并更换敷料；Ⅲ期，及时清理坏死组织及腐肉，根据渗出情况选择敷料，有感染风险的可以使用银离子藻酸盐覆盖伤口，注意换药时严格执行无菌技术操作，每班观察，若有渗液及时更换；Ⅳ期，需请专科护士进行会诊，根据患者不同情况，按照会诊意见进行处理。

(2) 全身治疗：做好基础护理，保持病室环境整洁舒适，定时进行消毒。保持皮肤清洁干燥，建立翻身卡，详细记录翻身时间和皮肤情况。加强全身营养，营养不良是老年人发生压疮的重要内因之一，也是影响愈合的重要因素，应采取肠内、肠外营养多种方式，给予患者高蛋白，高热量，富含维生素饮食，以增强机体抵抗力及组织修复能力。控制感染，老年人机体抵抗力低下，压疮创面极易感染，日常照护中应加强消毒，必要时遵医嘱给予抗生素治疗。

8. 进食护理。对于有吞咽障碍进食者，应严密观察有无呛咳，进食时根据病情取坐位或侧卧位，床头抬高30°～60°，进食速度应慢，确认咽下后再喂。食物以半流质为主，水分混在半流质饮食中，以减少食物的反流和误吸。对于中重度吞咽障碍患者应鼻饲，每次鼻饲量不超过200ml。鼻饲前确认胃管位置，回抽胃液，如胃残留液≥150ml应停止鼻饲。鼻饲时速度宜慢，鼻饲后保持半卧位30～60min，以免胃内容物反流引起误吸。

9. 有义齿的患者，进食后即取下，以免发生掉落误吸。

10. 痰液较多的患者鼓励其咳痰，不能自行咳痰者，需及时给予吸痰护理，避免痰液过多引起窒息。

11. 严格防止管路滑脱。管路做到至少每日评估一次，评估内容包括置管时间、部位、深度、固定、局部情况、是否通畅、护理措施等。对于意识障碍伴躁动者，给予适当的肢体约束，避免拔管。

四、总结

现代老年护理的目标是：延缓衰老及恶化，增强自我照顾能力，支持濒死患者并保持其舒适及尊严，提高老年人的生活质量。许多发达国家如日本，已经把"提高老年人的生活质量"作为老年护理的最终和最高目标，同时也作为老年护理活动效果评价的一个有效判断标准。

现代护理模式也由"以患者为中心的整体护理模式"转向了"以人为中心、以健康为中心的全人护理模式"，老年病房逐步向实施人性化护理转型。人性化护理行为理念是对人信念的秉持，尊重患者的权利和人格，体现对患者的关爱和重视。护理不再是简单的接待和机械的操作，而应以人为本，真正了解临床背景，体察患者的情感，针对患者实际需要，提供适合个体的护理。同时护理人员需要转变服务观念，换位思考"假如我是患者"，真正了解患者的需要，才能变被动服务为主动服务，在操作中充满爱心与温情，不断增强服务技能，语言技能，沟通技能，为患者提供优质服务。实现我院的"心中有老人，人老有中心"的服务理念。

第三节　老年康复

老年康复既是康复医学的分支，也是老年医学的分支。老年康复是帮助老年人达到身体、心理、社会、业余爱好等方面最好状态的一个过程。其核心是多学科整合管理，目的为达到功能的最大化，促进社会生活的自主独立性，并采取有效措施延缓生理性衰退过程。方法是以器官为靶向，全方位多学科参与。

一、老年康复原则

1. 老年患者多是基础疾病多，康复是使老年人恢复或保持独立生活能力的干预过程，恢复或适应由于衰老、疾病或损伤导致的身体、心理和社会技能的减退或丧失，康复是老年医学的重要组成部分。老年医学不仅要关注疾病康复，心理和社会的干预同等重要。失能（disability）在老年人中普遍存在，老年医学和康复医学都强调"功能论（functional approach）"。

2. 老年康复的内容　包括康复预防和康复治疗，具体表现为①控制基础疾病；②预防继发损伤/并发症；③治疗功能障碍；④提高适应性。

由于老年人受疾病、心理、社会、环境等多方面因素影响，跨学科团队（interdisciplinary team）在老年康复中是非常重要的，团队组成依老年患者居住场所和病情而定，根据评定结果和存在的问题，由不同成员参加，如营养师、护士、临床药师、社会工作者、精神科医师、老年科医师、其他临床科室医师和康复治疗师等，必要时邀请家属和陪护人员参加。

3. 老年康复的目标　预防和控制疾病，保持和提高功能，提高生活自理能力，改善生活质量，回归家庭和社会。

二、常用康复治疗方法

1. 物理疗法（physical therapy） 物理疗法是利用不同的物理因子（如热、光、电、磁、声、机械等）对人体进行作用，达到医治或缓解疾病目的的治疗方法。随着现代科学技术的发展，物理治疗已从陈旧、单一的晒烤、火烤、热熨等促进血液循环和新陈代谢发展为利用传导、对流、辐射等方式应用电磁波、超声波、激光等现代手段对人体进行治疗。

2. 作业疗法（occupational therapy） 是将有目的的活动治疗因机体损伤或疾病、心理社会功能障碍，以及衰老过程所致功能受限的个体，目的是最大限度地获得或维持功能、能力，保持其在家庭、社会生活中的独立性。作业治疗师需要具有丰富的专业知识与技能和敏锐的观察、分析、判断、综合能力。例如，指导一位脑卒中偏瘫患者自己穿裤子练习，作业治疗师首先应该知道这项活动需要患者能够保持坐位时的动、静态平衡，保持无支撑坐位重心移至患侧的坐位平衡；其次应该知道这项活动是否会对患者产生精神压力，因怕摔倒或不能完成给其造成挫折感，从而对自己或治疗丧失兴趣或信心。

3. 吞咽言语治疗 指通过各种手段对有言语障碍的患者进行针对性的治疗，目的是使患者重新获得最大的沟通与交流能力。常用手段有言语训练，或借助于交流替代设备如交流板、交流手册、手势语等。言语治疗师与被训练者之间需要双向交流，对伴有严重意识障碍、情感障碍、行为障碍、重度痴呆或有精神疾病的患者，以及无训练动机或拒绝接受治疗者，言语治疗难以实施或难以达到预期的效果。

4. 音乐治疗 音乐治疗专业是近些年在康复治疗领域新兴起的专业。音乐治疗在老年康复中必不可少，对言语障碍患者、认知障碍患者、帕金森病患者等有很好的治疗作用。对脑卒中患者的肢体运动功能通过音乐节奏及乐器使用等也能起到一定治疗作用，提高患者康复治疗的兴趣，以达到预期效果。

5. 认知康复治疗 认知康复的发展史很短，近年来得到快速发展，概念也发生了很大变化。狭义概念是指针对获得性脑损伤导致的认知功能（注意力、认知能力、思考、学习及记忆）障碍采取的系统处理方法。广义上，还包括集团训练、个人精神疗法、职业咨询服务（counseling）、职业训练及个人/家庭咨询服务等内容。

三、老年康复特点

老年人患病，常常是病情复杂，并发症多，恢复慢，预后差，病死率高，具多种特征及不可逆的病理变化。老年人还有一些特有的病症，老年综合征，如认知障碍、跌倒、尿失禁等，这些病症的发生与组织、器官出现的退行性改变有着非常密切的关系。临床上许多老年人常常多病共存，症状与体征又不典型，病情复杂且变化迅速，并发症多，药物的耐受性差，不良反应多。在康复医师及康复治疗师在临床工作中尤其要意识到这些状况与特点。

1. 训练耐受性差　一人多病、病残交织、相互影响，各器官功能衰退明显、体力差，训练风险高，每日主被动训练量小、常间断。常见症状有头晕、胸闷、气促、疲劳、疼痛等，过劳致使训练间断。

2. 高龄问题　①因衰老导致器官变化、功能下降、平衡机制下降；②易出现视力、听力、本体感觉功能降低；③易出现谵妄、认知下降、痴呆等问题；④易出现悲伤、抑郁、焦虑等情绪问题。

3. 易忽视的老人疾病　抑郁15%，步态不稳8%～19%，听力问题25%～30%，视力问题26%，营养不良20%，尿失禁30%，认知障碍12%，受虐待3%～10%。

4. 伴随着衰弱　衰弱包括生物医学和心理社会学方面，是涵盖生活能力下降在内的多方面表现。是一个整体人的相互影响的复合缺陷。造成症状加重，增加诊断和判断预后的难度。

四、老年神经康复

（一）脑血管病康复

1. 老年脑卒中康复的基本原则

(1) 强调患者的全面管理，尤其是基础疾病的控制，做好卒中的二级预防和并发症的防治。

(2) 准确把握康复的介入时机，尽量做到早期、全面地开始康复治疗，但又要注意病情的稳定性和患者的耐受性。

(3) 需要更关注患者的心理、认知、吞咽、营养、呼吸等方面的问题。

(4) 注意患者健肢的功能与患肢的差异，偏瘫患者需关注非瘫痪侧的功能水平，以及平衡功能的下降。

(5) 必要时应用辅助工具，提高生活自理能力，尽量减少辅助。

(6) 关注患者的家庭、陪护状况，制订长期的家庭康复计划。

脑卒中康复评价主要包括意识、认知、心理、语言、吞咽、运动、感觉、平衡等神经功能的评定，以及生活自理能力和社会参与能力的评定。而老年卒中患者更应注意心肺功能的评价及基础疾病的监测。如吞咽障碍误吸导致吸入性肺炎。

2. 老年脑卒中患者康复特点

(1) 通过肌力强化训练，提高非瘫痪侧的代偿功能，注意平衡功能控制训练，防止跌倒的发生，或通过使用拐杖提高步行能力、改善步行的稳定性和安全性。

(2) 认知障碍在老年脑卒中患者中常常较为突出，对于患者的生活自理能力和长期预后均有重要的影响，需在康复过程中加以关注和干预。

3. 老年脑卒中康复治疗方法

(1) 物理治疗（PT）：主要有电疗法、Rood方法、Bobath方法、Brunnstrom方法，神经肌肉本体促进法（PNF）及运动再学习方法（MRP）等。

(2) 作业治疗（OT）：①运动技能训练，包括肌力与耐力、肌张力和各种运动的协调性；②感觉功能训练，包括视听觉、触觉与实体觉、本体感觉与平衡功能；③认知功能训练，包括记忆力、注意力、语言交流能力、解决问题与组织能力；④心理素质训练，包括主动性与灵活性、现实感、自制力与自尊心；⑤社交能力训练，包括与社会交往、适应集体生活与日常活动等。

(3) 言语治疗（ST）：通过言语功能评定，明确言语障碍的类型与程度，综合运用有关的治疗方法，提高患者的言语理解、表达和交流能力。

(4) 心理治疗：老年人有其特殊的心理特点，如孤独、抑郁、焦虑等，通过传统的心理治疗方法或结合其他的特殊手段（如音乐、生物反馈等）来纠正患者异常心理行为，使患者积极参加有关的治疗活动，以提高康复效果，改善其预后。

近年，一些新技术也被应用于脑卒中康复领域，如局部注射A型肉毒素来缓解卒中后偏瘫肢体的肌肉痉挛，改善足下垂；通过经颅磁刺激技术来改善运动功能和神经功能缺损，提高生活自理能力；虚拟现实技术、音乐疗法、运动想象治疗、生物反馈技术等也大量应用于老年脑卒中康复。

（二）痴呆

在老年患者中最常见的痴呆的原因是阿尔茨海默病、血管性痴呆及混合性痴呆。MoCA和MMSE是临床最常用的认知筛查量表，前者范围涵盖更广，弥补了后者在评价视空间、执行功能和抽象推理方面的不足，加大了注意力和延迟回忆的难度，对于早期发现轻度认知功能损害的老年患者，进行及时干预，具有重要的临床意义。

1. 康复原则　痴呆的康复原则是早期、综合、全面。康复治疗主要包括康复训练、康复护理及其他非药物治疗方法，如音乐治疗、心理治疗、磁刺激、高压氧及中医等。康复训练主要包括认知训练、音乐治疗、作业治疗、运动功能训练、生活自理能力训练等，其中认知训练是最重要环节，涵盖记忆力、定向力、注意力、思维、执行功能、视空间等方面的训练，达到改善认知功能或获得代偿功能的目标。

2. 康复训练方法　针对痴呆患者的常用训练方法有无错误学习技术，取消提示技术，再学习技术，真实定向方法，确认疗法等。康复训练之前，应根据认知康复评定的结果，先对认知功能障碍进行分析，然后再针对性地制订康复计划。训练的内容应当根据患者认知功能的情况来选择难度，每次时间不宜太长，贵在经常反复练习，对于延缓智力的下降会有较好的作用。对于认知功能障碍程度接近的患者，可采用小组训练。

以最为常见的记忆训练为例，对于记忆受损的老年人，根据记忆损害的类型和程度，有针对性地进行记忆训练非常重要，可以采用不同的训练方式和内容，每次时间30～60min为宜，每天1次，至少每周5次，难易程度应循序渐进，并要在训练过程中经常予以指导和鼓励等反馈。

随着计算机多媒体和三维技术的进步，计算机丰富的听觉、视觉刺激和直观、规范的训练方法在脑损伤后认知训练方面具有广阔的应用前景。此外电脑虚拟现实技术及远程认知康复训练的应用前景也非常广阔，电脑辅助和虚拟认知康复、通过互联网进行远程控制的认知康复，以及电磁刺激，是当前认知康复治疗研究的一个重要方向。

3. 注重康复护理　认知障碍的患者要特别注意避免：突然地改变患者的生活习惯与环境。过于重视照护者的权威，过分地苛求患者。给患者提出超过他能力的要求，忽视患者的要求。照护者缺乏耐心，有愤怒情绪或对患者抱有厌恶感。在家庭护理中，要使老人保持基本日常生活习惯，如督促每日按时自行洗漱、梳头、刮胡须、如厕、洗脚等。帮助老人忌酒、忌烟，还要防止足以引起老人情绪波动的精神刺激。安排合理妥当的工疗活动，从简易动作开始，使老人做些轻微家务劳动，以减轻早期患者的焦虑情绪，还可以促进老人体质健康。使老人尽量接触社会，与社会保持经常联系，如参加"老人日托班"和"日间老人工疗站"活动，使医护和社会联系相结合。对家庭人员宣传教育有关防治要点和康复措施的必要性。

（三）帕金森病（综合征）康复

1. 评定与目标　帕金森病（PD）的康复评定目标包括躯体功能、生活自理能力、认知、心理状况和其他状况等。躯体功能主要包括关节活动范围、肌力、协调性、上肢、手功能、平衡能力、呼吸能力、构音功能、吞咽功能、步行能力及强直程度等。统一帕金森病评定量表和Yahr评定法是目前国际上较通用的帕金森病病情程度分级评定法，它把患者的功能障碍水平和能力水平进行了一个综合评定。

康复治疗的短期目标主要是扩大及维持关节活动度，预防挛缩和纠正不良姿势，预防或减轻实用性肌萎缩及肌无力，增强姿势、平衡反应、安全意识、提高步行能力，提高生活自理能力，以及帮助患者调整心理和生活方式。长期目标主要是维持和提高基本功能，预防和减少继发性损伤，减少辅助，延缓疾病的发展进程。

2. 主要康复训练方法　帕金森病的康复以物理治疗为主，针对四大障碍（强直、少动、震颤和姿势反应异常），进行必要的康复训练。

(1) 松弛训练：通过本体感觉神经肌肉促进法，从被动运动到主动运动，从小范围运动逐步到全运动范围，有节奏地进行，这不仅对肌强直有松弛作用，也能克服因少动带来的不良后果。关节活动范围训练是每天必不可少的项目，可通过自动抑制和用手工或机械牵引方法，必须注意的是要在患者被牵拉肌肉的最大耐受范围内进行，避免造成软组织损伤或骨折。

(2) 移动训练：移动训练强调的是姿势训练和旋转运动，PNF技术是常用的方法，通过柔顺、有节奏的运动，对有屈曲挛缩倾向的屈曲姿势，重点放在活动伸肌。

(3) 平衡训练：平衡功能训练通过在坐位和站立位缓慢进行重心转移训练，帮助患者改善肢体的稳定性，逐渐增加活动的复杂性、增加重心转移的范围及增强上肢作业的难度，如从坐位到站立、跨步、行走等均可增加难度和复杂性。

(4) 抗阻训练：抗阻训练在帕金森病的康复中存在一定的争议，但是近年有通过荟萃分析发现，渐进式的抗阻训练对于轻中度帕金森病患者是有一定价值的，尤其是在提高其步行能力时值得应用。

(5) 其他：呼吸训练、减重步行训练、生活自理能力训练，以及针对帕金森病设计的体操包括太极拳，均是有效的康复治疗方法，训练主要强调整体运动功能模式，但也要与局部训练相结合。针对中晚期帕金森患者，康复治疗更强调多学科干预和全面的管理。

五、老年骨科康复

老年人常见脆性骨折，又称骨质疏松性骨折，是指无外伤或轻微外伤情况下引起的骨折。以髋部骨折的后果最严重，只有40%髋部骨折患者能恢复至受伤之前的日常生活水平。骨折严重威胁老年人身心健康，降低生存期和生活质量，致残率和死亡风险显著增高。

康复治疗原则：个体化，循序渐进，全面训练。老年人骨折，无论手术治疗与非手术治疗均需要康复治疗，目标是在安全的情况下，使其达到最大关节活动范围。

1. 防治骨质疏松症，对有效防治脆性骨折至关重要。

2. 有效控制疼痛，使患者能尽早开始康复锻炼，减少谵妄。

3. 尽早进行康复训练，包括关节松动、肌力训练，以及生活自理能力的评估及训练。强调下肢关节伸肌群训练及下肢力量训练。

4. 社区或居家康复，包括物理康复和作业治疗等。

（一）髋关节置换康复

1. 康复的目的

(1) 加强关节周围肌群的力量，重建关节的稳定性。

(2) 防止粘连与组织挛缩，保持正常关节活动度。

2. 康复治疗程序　目前髋关节置换主要是骨水泥或生物学（多孔）固定法固定，患者可以早期负重及行走。第1天，平卧，6h不用枕头，腹式深呼吸，踝泵运动，每小时15次，等长收缩术后第1～2天：患肢肌肉（腓肠肌、股四头肌、股二头肌、臀大肌）等长收缩练习、小范围屈髋、CPM（持续被动运动，每天增加5°～10°）。第2天，半卧位，床头<30°，股四头肌：伸直膝等长收缩，屈髋30°范围内等张收缩练习。臀肌收缩、上肢肌力训练。术后第3天，患髋（伸直位）内收、外展运动（主动运动及抗阻运动）。术后第4天，可坐在床边，髋关节屈曲<90°。术后第5天，允许练习站立、行走（助行器）。术后第6天，进行卧-坐-立转移训练。注意坐位保持膝关节低于或髋关节等高；勿交叉两腿及踝；躯干不要向前弯超过90°。术后第7天（骨水泥固定者），上下楼梯练习。跑台步行：改善步态。

3. 早期康复的注意事项及并发症　切勿屈髋内旋位，伸髋外旋位，避免术侧置于外旋伸直位，为防止患者向对侧翻身，保持术侧肢体外展，在双腿之间置入三角垫，防止下肢外旋，尽早进行关节活动范围（ROM）训练，防止粘连，控制运动量。早期防术后关节脱位：术后患足放于抬高的泡沫橡胶板内，保持15°外展和中立位；术后3周绝对避免患髋屈曲、内收和内旋的复合动作。第1～4天：勿髋屈曲>90°、内收超中线，勿内旋超中立位（指后外侧入路，该入路保留了外展肌，很少发生跛行）；勿手术侧卧位；勿膝下垫枕，防髋关节屈曲性挛缩。若同时行截骨术，应减轻负重至20%～30%。第2～8周：关节位置同上，勿一次性长坐（＞1h），勿疼痛下训练，勿交替性爬楼梯。

并发症：脱位、骨折、神经损伤、血管损伤、下肢静脉栓塞、感染等。

（二）膝关节置换康复

其康复相对简单，重点是控制疼痛改善膝关节关节活动范围。术后第一天开始连续被动活动（CPM），膝关节（TKR）主动运动，等长收缩每0.5～1小时10次，踝泵运动每0.5～1小时10次，平卧屈曲10～15次，每日2或3次。床旁站立1d；移乘轮椅1d；助行行走1d；扶拐行走2～3d。注意弹力袜6W，防深静脉血栓冰敷15～20min，每日3或4次。后续康复：屈曲训练，健腿助力屈曲每小时15次，床边膝屈曲，保持3～5s，滑墙+沙袋，坐轮椅-屈膝-轮椅前移至膝紧张；坐位-屈膝-健足助力后移；俯卧-屈膝-牵引；骑固定自行车；连续被动活动3～6周，关节活动范围105°～120°；伸展训练直腿抬高，压膝短距伸展+沙袋，每日2或3次；负荷训练，术后2～3d，扶助行器行走，上下楼梯，3～6周，500m/d；平衡训练等。

注意事项：睡眠时不得在膝下放置枕头，应该放在踝下方。不要跳跃、不要牵拉和撞击。不要跑或者摇晃。定期复查，直至功能达到康复目标。

（三）骨关节病

康复治疗是骨关节病的治疗方法之一，多数轻中度骨关节病都需要康复治疗。其主要目的是消炎、退肿、止痛；减轻骨关节负荷，保持关节和肢体的活动功能；防止肌肉无力和萎缩、关节挛缩畸形；提高生活自理能力，改善生活质量（QOL）。常用的评定方法：肌力测定，关节活动范围测定，步态分析，生活自理能力评定和QOL评定等。

常用训练方法如下。

1. 关节活动训练　是康复过程的第一步，主要目的是减轻关节僵硬，增加关节活动，防止软组织挛缩。物理治疗主要是通过徒手锻炼或利用各种康复器械进行训练。予以肌力训练和等长收缩为主。

2. 等张练习　可有效改善老年人的能量代谢、胰岛功能、骨密度，可模拟日常生活肌肉活动，是非炎性关节炎的主要锻炼方法。注意强度，循序渐进。

3. 有氧运动　如骑车、游泳、打太极拳或者做器械练习。每天锻炼的时间是20～30min，可分次完成，不能过度劳累，以免损伤骨关节与肌肉组织或加重心肺疾病。

4. 各种物理因子治疗　如蜡疗或红外线具有镇痛消肿作用，电疗具有促进局部血液循环、消炎、镇痛、缓解肌肉痉挛等作用。

六、老年其他康复

（一）呼吸康复

主要是慢性阻塞性肺疾病（COPD）康复。

1. 老年COPD患者康复特点　系统评估全身各系统的功能和结构，充分评估合并的疾病。

2. 训练目标　提高最大摄氧量，提高肌力和耐力，促进肌肉的状态，改变身体成分。训练程度以患者重复20次不感到特别疲乏为宜。

3. 康复干预　呼吸康复可通过如下多方面的治疗干预。

(1) 宣教、物理治疗技术、心理支持、运动训练、能够提高医疗标准的治疗。

(2) 综合的医疗。

(3) 营养。

(4) 氧疗。

(5) 放松治疗。

(6) 呼吸再训练。

(7) 呼吸道分泌物排除。

(8) 吸入肌的训练。

(9) 调整训练。

4. 康复训练

(1) 放松姿势帮助减轻呼吸困难。上身前屈，放松腹部肌肉，促进膈肌的下降；固定上肢，更有效地应用呼吸吸入附属肌肉。

(2) 呼吸再训练。

①膈肌呼吸和噘唇呼气：可以逆转呼吸肌募集的异常模式和浅表快速呼吸。

②腹式呼吸：调整患者姿势稳定，腰部保持屈曲，把患者利手放在腹部中部，非利手放在胸骨中部，要求患者用鼻孔吸入，慢吸气过程中利手逐渐抬高，非利手没有变化，为促进膈肌的移动在吸气时利用治疗师的手行抗阻干预。

③缩唇呼吸：舒适的姿势，尽量放松，呼气时放松（被动），避免腹部肌肉的收缩。呼气时间较吸气时间长2～3倍。

④侧肋呼吸训练：将治疗师的手放在肋缘，治疗师在呼气末加压，在患者吸气开始时治疗师徒手加力扩张肋骨，最终患者学会使用自己的手。

(3) 气道分泌物的排除：常用技术有体位引流法（包括转换体位、叩击和振动）、咳嗽和相关的排除技术、呼气正压法、高频压缩或震荡法、松动和训练法。

(4) 吸气肌抗阻训练：包括促进呼吸肌的活动性、呼吸训练的成品提供。

（二）心脏康复

冠状动脉粥样硬化性心脏病（CHD）康复的主要目的是缓解心绞痛，减少再次心肌梗死或猝死的风险，阻止或逆转动脉粥样硬化发展过程，使患者在生理、心理、社会职业和娱乐方面都达到理想的状态，提高生活质量。主要评定方法有动态心电图、超声心动图、平板运动试验、6min步行试验、生活自理能力评定和QOL评定等。CHD康复分期：Ⅰ期，即早期，急性心肌梗死或急性冠状动脉综合征住院期康复，2～4周；Ⅱ期，即中期，指患者出院开始至病情稳定性完全确立为止，在地区或家中进行，6～8周；Ⅲ期，即后期强化康复，针对陈旧性心肌梗死或稳定型心绞痛患者，在社区或家中进行，出院后2～3个月直至终身。

此外，经皮冠状动脉介入治疗（PCI）术后、冠状动脉旁路移植术（CABG）后及慢性心力衰竭患者近年的康复发展有了前所未有的机遇，但这些疾病在老年患者康复中还要不断探索。

（三）慢性肾脏病康复

近年关于运动训练对慢性肾脏病（CKD）患者影响的研究已经很多，但老年肾脏康复治疗研究得不多。已公认运动康复训练一方面可以通过延缓CKD非透析患者肾功能的进展，降低终末期肾脏病的发生，减少CKD患者的死亡风险；还可以提高CKD患者的最大摄氧量、肌肉强度、心肺耐力、步行速度等，缓解CKD患者的抑郁状态，提高其生活质量评分，改善预后。康复运动对长期维持性透析患者可以提高最大氧耗量，增强体能，提高血液透析效率，改善心血管功能，减少心血管病危险因素，降低血压，改善精神心理状态，提高生存率。经过30年的对维持性血液透析患者运动影响的研究，已经证明运动疗法的安全性及有效性。但尽管如此，世界上仅只有少数治疗机构提供。虽然CKD康复还没有那么成熟与有规模，但已成普及之势。

此外缓和医疗也需要康复医疗的介入，需注意以下几点。

1. 以患者需求和不增加痛苦为原则。尊重患者的宗教信仰，注意保护患者的隐私，将人文医学精神融会贯通整个康复干预过程。

2. 要特别注意对于老年人伴重度骨质疏松者及肿瘤骨转移者，康复过程一定要注意康复强度，防止脆性或病理性骨折。

3. 康复人员以帮助解决疼痛和不适提高独立性为主，医患配合。主动积极参与，具团队精神，不是仅靠个人。早期介入，康复工作中适时提供其他支持。

第5章 缓和医疗

一、缓和医疗的定义

缓和医疗（palliative care），是一门起源于20世纪60年代基督教人士发起的临终关怀运动的医学分支学科，不以治愈疾病为目的，而是专注于提高患有威胁生命的疾病的患者的生活质量，并帮助他们的家庭一起面对这个时期的困难和问题。它主要通过预防和减轻患者的痛苦，尤其是控制疼痛和其他疾病相关的症状，为患者和家属提供身体上、心理上和精神上的抚慰和支持。

与缓和医疗紧密相连的，是临终关怀（hospice），专门指对于预期生命不超过6个月的患者，通过医学、护理、心理、营养、宗教、社会支持等各种方式，让他们在生命的最后时光得以尽量舒适、有尊严、有准备和平静地离世。

缓和医疗国内曾译为姑息治疗，姑息含有被动、无奈的意思，容易让人产生放弃治疗的误解，从伦理道德上不易被人接受，这恐怕也是有人认为"跟丢大街上一样"的原因。看了上面的定义，我们应该可以很清晰地明白缓和医疗既不是姑息更不是放弃，而是换一种方式和患者及家属一起面对疾病。

二、缓和医疗的原则（WHO，1990）

1. 维护生命，把濒死认作正常过程。

2. 不加速也不拖延死亡。

3. 减轻疼痛和其他痛苦症状。

4. 为患者提供身体上、心理上、社会上和精神上（即身、心、社、灵）的支持直到他们去世。

5. 在患者重病及去世期间为家属提供哀伤抚慰和其他帮助。

三、缓和医疗的内容

主要内容是以患者和家庭成员为中心，通过预测、预防和治疗患者的病痛及其他症状，鼓励家庭护理，减轻或消除患者及其家属的心理负担和消极情绪，帮助临终患者以舒适和有尊严的方式度过自己最后的时光。其不同于安乐死，既不促进也不延缓患者的死亡，且贯穿于疾病治疗始终，重视患者的生理、智力、情感、精神和社会需求，以帮助患者保持自主性，获取信息并自主选择。缓和医疗是现代医学领域中新的边缘交叉性学科，是人口老龄化的需求和人类文明发展的标志，临终患者应该以舒适和有尊严的方式度过自己最后的日子。可归纳总结为"四全照顾"。全人：身体、心理、社交、灵性等的完整治疗照顾；全家：不仅关心患者，也关怀家属，患者和家属为一照顾单位；全程：对晚期癌症患者照顾到临终，帮家属度过哀伤期；全队：医生、护士、物理治疗师、营养师、社工、心理学家及义工。

四、缓和医疗的特点

1. 针对严重慢性疾病患者，而不仅仅是生命末期患者，包括恶性肿瘤和非癌慢性疾病。

2. 解决疼痛和不适，主动、积极治疗，医患配合。

3. 维护生命并将死亡视为一个正常过程，既不加速也不延迟死亡。

4. 照顾到患者心理精神，照顾家属及照料者。

5. 整合医护照料团队，而不是仅靠个人。

6. 与其他治疗不冲突，早期介入。

7. 提供支持系统。

五、缓和医疗的目标

1. 减低患者孤单、焦虑及恐惧感。

2. 给予心理及灵性的关怀，保持患者身心舒适。

3. 尽量协助病者活得有意义及积极，直至死亡。

4. 不会用人工方法加速或延迟患者死亡。

5. 患者能接受死亡，有尊严地离去。

6. 支持家人度过此难受阶段（包括患者患病期间及逝世后）。

六、缓和医疗的对象

安宁缓和医疗的服务对象，主要包括晚期肿瘤患者和一些存在疾病进展、器官逐渐衰竭且现有的医学没有有效治疗手段的非肿瘤患者，见表5-1。

表 5-1　缓和医疗的对象

疾病	安宁缓和医疗入选条件
肿瘤	肿瘤存在广泛转移、侵袭或进展的证据； 临床症状加重、实验室指标持续恶化和（或）疾病转移的证据； PPS评分≤70%，提示功能状态受损
终末期心脏疾病	经利尿药及血管扩张药（包括血管紧张素转化酶抑制药或联合应用硝酸酯类）治疗后病情无好转；或静息状态下出现心绞痛，硝酸酯类治疗无效；且放弃或不适宜行有创操作 在静息状态下反复出现心力衰竭症状，NYHA心功能Ⅳ级（如：任何日常活动时均有症状，静息状态下也有症状，任何日常活动后都会使症状加重），并有以下情况：药物治疗无效的室上性或室性心律失常、心脏骤停史、复苏或不明原因的晕厥、心源性脑栓塞、合并HIV感染、射血分数≤20%
终末期肺病	静息状态下出现呼吸困难，对支气管扩张药反应差或无反应，活动能力下降，如：不能从床上坐到椅子上、疲劳及咳嗽（使用支气管扩张药后FEV_1变化小于预计值30%，即失功能性呼吸困难的客观证据，但不要求一定要测定这个值），以及终末期肺病处于进展期，证据是因为肺部感染和（或）呼吸衰竭入急诊的次数增加或住院的频率增加（疾病进展的客观证据为FEV_1持续下降，每年>40ml，但不要求一定要测定这个值），以及未吸氧或机械通气时存在低氧血症（PO_2≤55mmHg或SaO_2≤88%），或高碳酸血症（PCO_2≥55mmHg）；并伴有以下情况：6个月内体重下降>10%，静息状态下心动过速（心率>100/min）
急性肾功能不全	不适合或放弃透析或肾脏移植； 肌酐清除率<10ml/min（糖尿病患者<15ml/min）； 血清肌酐>700μmol/L（糖尿病患者>530μmol/L）； 存在以下相关及并发症：如恶性肿瘤、慢性肺病（如机械通气）、进展期心脏病、进展期肝病

疾病	安宁缓和医疗入选条件
慢性肾功能不全	不再进行透析或者肾脏移植； 肌酐清除率＜10ml/min（0.17ml/s）（糖尿病患者＜15ml/min，即0.25ml/s）； 血清肌酐＞700μmol/L（糖尿病患者＞530μmol/L）； 存在以下相关及并发症：少尿（＜40ml/d），顽固性高钾血症（＞7mmol/L），尿毒症性心包炎，肝肾综合征
痴呆	FAST评分为第7级（不能说话、运动、意识丧失）以及合并疾病或继发疾病使患者脏器或功能受损，预期寿命≤6个月
不能存活（濒临死亡）	BMI（kg/m^2）＜22 Karnofsky评分＜40或者PPS值＜40%

附：PPS量表（姑息治疗的行为量表第2版，PPSv2）

PPS 水平（%）	行走能力	活动及疾病的证据	自我照顾能力	摄食能力	精神状态
100	完整	能够正常生活和工作，无疾病证据	完整	正常	完整
90	完整	能够正常生活和工作，有一些疾病证据	完整	正常	完整
80	完整	正常生活受到一定限制，有一些疾病证据	完整	正常或下降	完整
70	下降	不能正常工作，有确定的疾病	完整	正常或下降	完整
60	下降	不能完成爱好的活动或者家务，有确定的疾病	偶尔需要帮助	正常或下降	完整或不清
50	主要坐或者躺	不能做任何工作，有多种疾病	需要很大帮助	正常或下降	完整或不清
40	主要在床上	大部分活动都无法进行，有多种疾病	主要依赖帮助	正常或下降	完整或嗜睡+/-不清

PPS 水平（%）	行走能力	活动及疾病的证据	自我照顾能力	摄食能力	精神状态
30	完全受限于床上	不能进行任何活动，有多种疾病	完全需要照顾	正常或下降	完整或嗜睡＋/－不清
20	完全受限于床上	不能进行任何活动，有多种疾病	完全需要照顾	少至啜饮	完整或嗜睡＋/－不清
10	完全受限于床上	不能进行任何活动，有多种疾病	完全需要照顾	只做口护	完整或嗜睡＋/－不清
0	死亡	—	—	—	—

七、缓和医疗的服务模式和服务团队

（一）服务模式——多学科整合管理模式

安宁缓和医疗的服务对象是处于疾病的特殊时期（即终末期）的患者，各类疾病患者均可出现临终阶段，因此患者的病因多种多样，同时多病共存及多症状重叠也较为突出，涉及医学（如生理、病理）、心理、护理及社会、宗教等多方面的问题。安宁缓和医疗的核心宗旨是提高患者的生存质量并有尊严地逝去，因此，也必须是多学科成员共同努力为疾病终末期的患者提供诸如医学、护理、心理、社会、宗教等多方面帮助和支持的一个专门学科，必须是个体化和综合的多学科（或者跨学科）整合管理。

（二）服务团队的组成

首先确定患者是否需要安宁缓和医疗的介入，并依据患者的具体情况确定适宜的实施缓和医疗的地点及多学科团队的组成成员。综合而言，安宁缓和医疗多学科团队需要成员包括：全科医师、缓和医学专业医师、专业护理人员、康复医师及康复技师、营养师、专业药师、心理咨询及治疗师、志愿者及社会工作者、宗教工作者、患者本人和家庭成员等。

八、缓和医疗的工作流程

1. 医师评估患者病情，判断是否符合入住标准。

2. 入住后为患者做目标性查体和综合功能评估。

3. 针对患者存在的问题给予缓解性、支持性治疗和护理。

4. 营养师为患者进行健康饮食指导。

5. 必要时康复师对功能障碍的患者进行康复指导。

6. 对有需要的患者和家属进行心理指导、哀伤抚慰和其他帮助。

7. 协助患者亲属料理善后事宜。

九、老年人缓和医疗中常见的问题

（一）感染

大多数疾病的终末期常合并严重的感染，这往往又是导致患者死亡的主要原因之一。

1. 感染原因　患者长期卧床、营养不良、免疫力减低、失禁、进食困难等，增加了肺炎、泌尿道感染、压疮和菌血症的发生。

2. 治疗原则　是要减少感染发生的危险因素，如增加营养、增强机体的免疫力、训练基本活动功能、做好皮肤护理、预防肺部误吸等。在其他治疗的基础上，要权衡抗生素治疗的利弊。

（二）疼痛

老年人由于认知和感觉功能受损，或者认为衰老过程中必须忍受疼痛，他们往往不能或不愿主诉疼痛。此外，老年人常担心药物成瘾、过量及不良反应而不愿用阿片类药物。

老年癌症患者的生活质量有赖于疼痛症状的控制、镇痛药的适当使用，以及阿片类药物不良反应的处理。遵循WHO推荐的三阶梯止痛原则，根据患者疼痛评分给予治疗。

第一阶梯：非阿片类镇痛药±辅助用药，用于轻度癌性疼痛患者。

第二阶梯：弱阿片类镇痛药±非阿片类镇痛药±辅助用药，用于中度癌性疼痛患者，一般建议与第一阶梯药物合用。

第三阶梯：强阿片类镇痛药±非阿片类镇痛药±辅助用药，用于治疗中度或重度癌性疼痛。

大多数老年人需要从低剂量开始逐渐增加剂量，包括不断评估适宜剂量和疼痛的缓解效果。同时还需要考虑到最小损害的给药方式，如皮下给药、注射给药、经皮给药、舌下给药和直肠给药。在非甾体抗炎药中，对乙酰氨基酚是治疗老年轻度疼痛的首选药物，在使用最大剂量仍有轻微的持续疼痛时，应立即开始应用阿片类药物止痛治疗。

（三）恶心和呕吐

老年人常见恶心呕吐的原因有药物反应，如阿片类药物；便秘；自主神经系统功能障碍导致胃轻瘫等。老年人发生恶心和呕吐的治疗与年轻人一样，但要特别注意止吐药的毒性反应。常用的药物有：抗组胺药，如苯海拉明；血清素拮抗药，如昂丹司琼；促胃肠动力药，如甲氧氯普胺；细胞保护药，如雷尼替丁和奥美拉唑等。奥曲肽对恶心和肠梗阻导致腹部疼痛有效，皮质激素通常能非特异性的减轻恶心和呕吐。其他类药物：抗毒蕈碱类东莨菪碱，苯二氮䓬类劳拉西泮，精神类药奥氮平等也可选择应用。

（四）厌食或食欲缺乏

厌食通常使家庭成员比患者更痛苦。厌食是一种潜在疾病严重程度的反映，通常不能被永久逆转。

治疗原则：把它作为疾病的自然的过程对患者进行教育，提供患者最喜欢的食物和营养补充品，鼓励少量多餐，并确定是否有必要喂食。药理学已被证实可以使用改善食欲和生活质量的药物，包括激素、甲地孕酮和大麻等。虽然皮质激素和甲地孕酮可以增加食欲，对癌症和艾滋病患者的效果良好，但是对老年人群的研究较少，应权衡利弊使用，尤其要注意皮质激素的不良反应。

（五）便秘

对便秘情况进行定期和日常的评估是很重要的，特别是对使用阿片类药物的患者。如果患者不能保持规律的排便，则容易产生粪便嵌塞、穿孔等并发症。

治疗原则：提前预防，如应用阿片类药物同时预防性应用导泻药；查看是否导致便秘的药物，如三环类抗抑郁药及抗胆碱药；首选口服导泻药，其次选用肠道用药；避免长期应用刺激性导泻药；必要时可联合应用刺激性导泻药和渗透性导泻药。①刺激性导泻药：如番泻叶、大黄和蓖麻油，肠梗阻患者避免应用。阿片类药物导致的便秘可以用刺激性导泻药联合粪便软化剂。②渗透性导泻药：如乳酸糖、硫酸镁和聚乙二醇。乳果糖可引起腹胀和胃肠胀气、需大量饮水2～3L/d、可增加腹部痉挛疼痛，且口味较差，因此非手术治疗中避免使用。聚乙二醇可用于治疗顽固性便秘和粪便嵌塞。③容积性导泻药：如甲基纤维素等，临终患者较少使用此类药物。④润滑性导泻药：如甘油或液状石蜡，可每次10～30ml口服或灌肠，肛门括约肌松弛者不宜服用。⑤粪便软化剂。

（六）谵妄、焦虑、抑郁

进展期疾病出现的谵妄是疾病恶化的标志，往往与生命的最后阶段相关联。近临终期的谵妄，氟哌啶醇被推荐为一线的治疗，由于多种给药方式和宽的治疗窗，在有限的寿命内使用时，锥体外系反应不太受关注。在生命最后几个小时至几天的谵妄症状，应用氯丙嗪等镇静药非常有效。当谵妄状态恶化时，应避免使用苯二氮䓬类药物。

对进展性疾病的患者应持续评估焦虑和抑郁情况，了解他们是否有过多的担心、烦躁、焦虑、失眠、通气过度或心动过速。对药物治疗的选择往往是根据患者的预期寿命。预期寿命大于2个月的患者，选择性5-羟色胺再摄取抑制药（SSRI）是抑郁症和焦虑优选药物，因为他们的不良反应较少，但可能需要3～4周才能起效。对于生存期有限的患者，精神兴奋药，如哌甲酯和右苯丙胺可快速缓解症状，且不良反应轻微。虽然苯二氮䓬类有潜在加重谵妄、跌倒和嗜睡的可能，但在一些患者认知功能障碍时，可认真权衡这些风险来应用。

（七）痴呆

痴呆症是一种两个或多个认识功能区域进行性受损综合征，它可以干扰社交、日常生活或朋友关系，少数患者表现为谵妄。65岁以上患者5%～8%会出现中重度痴呆，每个5年发病率翻一倍，在80岁时，发病率超过20%。大约有70%痴呆患者可能发生失眠或者"落日综合征"（指傍晚患者的意识混乱增加）。让患者坚持正常的就寝时间，鼓励患者积极参与日常的生活活动，播放熟悉的音乐，有时可能起到安静的作用。药物治疗：在疾病早期，痴呆患者的行为异常可以通过特异胆碱酯酶抑制药获得改善，如多奈哌齐、氢溴酸加兰他敏等，但通常症状改善时间不会太长。低剂量的神经弛缓药能改善混乱、错觉及幻觉症状。第二代抗紧张药，如利培酮和奥氮平比第一代药物发生锥体外系反应更少。老年患者在应用药物时，需低剂量开始，以减低药物的毒性反应。

（八）压疮

大多数卧床不起、失禁、营养状况较差的患者，只要获得了很好的照护是不会发生压疮的。一般皮肤溃疡的发生是机体状况恶化的标志。预防压疮的发生很重要，首先要对压疮进行评估，采取预防压疮的方法，如何使用减轻压疮的气垫床、保持皮肤清洁干燥、局部应用透明贴等措施。在疾病终末期，对于压疮的治疗重点是减轻疼痛、限制臭味，而不是治愈溃疡。虽然压疮不是死亡的一个独立的危险因素，但它的发生往往是疾病进展和预后不良的信号。

（九）呼吸困难

在晚期疾病患者中呼吸困难是个令人恐惧的症状。呼吸困难是患者无法进行日常生活活动（生活自理能力）的重要因素，它极大地影响患者的生活质量。在生命末期50%～70%患者发生呼吸困难。首先找出呼吸困难的原因，如支气管感染、心力衰竭、慢性阻塞性气道疾病恶化、贫血、胸腔/心包积液等，并给予适当处理。

呼吸困难的对症治疗：①氧气吸入，在缺氧的情况下可缓解呼吸困难。但也被证明可在不缺氧情况下缓解症状。②阿片类药物：被广泛用于缓解呼吸困难。研究表明，80%～95%末期癌症患者用吗啡可以缓解呼吸困难。吗啡可以减少过度换气、降低机体对缺氧和高碳酸血症的反应、减慢呼吸频率、缓解呼吸困难，对于癌症和慢性阻塞性气道疾病引起的终末期呼吸衰竭患者非常有效，可口服吗啡2.5mg，持续呼吸困难时可常规每4小时1次服用。如果耐受性良好，可适当增加剂量，但单次剂量超过10～20mg可能不会有更好的效果。③抗焦虑药：焦虑可能使呼吸困难加重，呼吸困难可能使焦虑加剧。苯二氮䓬类、静心、放松、娱乐和按摩疗法可能减少焦虑，改善呼吸困难。

十、临终患者的照护

终末期患者的照护遵循临终关怀的核心意义，即提高患者的生存质量和减轻痛苦。

1. 初步评估　要经过多学科综合小组讨论、确定患者是否进入濒死阶段。对于肿瘤患者，如果患者的情况在一个时期已经恶化，可以采用以下4个标准中的2项，来确定患者可能进入了濒死阶段：①患者卧床；②半昏迷状态；③仅能饮液体；④不能口服药物。需强调临床上处于濒死阶段的患者偶尔可能也会恢复和稳定一个时期。

2. 陪伴与交流　鼓励患者家属陪伴，即使患者出现反应迟缓或嗜睡，也建议家属与之交流，用熟悉的音乐及家人的言语传递爱的信息（即使患者没有明显反应），这期间听觉是所有感官中最敏锐的，亲友间的谈话内容，患者可能会听得一字不漏。可播放一些亲人喜欢的音乐，宗教诗歌。听觉是人类生命中一个最后失去的感官，向患者表达爱意，说令他们放心的话，是送给患者最好的道别礼物。

3. 核实和确定患者逝去的场所　在患者生命的最后几天，需要再次确定患者选择逝去的场所，包括部分患者及家属有在家逝去的习俗，也包括因个体信仰而对逝去场所的特殊装饰要求等。

4. 持续濒死期患者的护理　至少要4小时观察一次症状控制的效果，有问题要及时适当处理。在濒死阶段还要对患者及家属继续给予心理、社会和精神方面的支持和照护。

5. 患者死亡后哀伤辅导　确定患者死亡，医护人员进行尸体料理，由医生开具《医学死亡证明书》，并指导家属办理相关殡葬及后续事宜。此外，部分逝者在世期间如有选择器官移植或遗体捐赠的生前预嘱，家属应在社会工作者或医护人员的协助下完成逝去亲人的遗愿。在患者死亡后，医护人员要重视对家属和亲友的心理辅导和精神支持，帮助他们能早日从亲人离去的悲痛中解脱出来。

十一、死亡教育和生前预嘱

死亡教育（death education）就是认识和对待死亡的教育，它从医学、哲学、心理学、社会学、伦理学等不同方面促进人们对死亡及濒死的正确认识，让人们具有健康而积极的生命观。当针对癌症或其他末期疾病的治疗不再有效时，在某种程度上意味着痛苦、衰竭和死亡。面对不能治愈的现实，选择合适的时机和方式告知患者实情并引导他们讨论死亡相关的问题，尊重他们对临终或濒死阶段的治疗和抢救措施的意见，允许自然死亡，制定出遗嘱，安排好后事，临终患者在生命的最后阶段才可以感受到尊重和关怀。

生前预嘱（living will）是指人们事先，也就是在健康或意识清楚时签署的，说明在不可治愈的伤病末期或临终时要或不要哪种医疗护理的指示文件。明确表达本人在生命末期希望或放弃使用什么种类的医疗和护理，包括临终时是否使用生命保障系统（如气管切开、人工呼吸机和心脏电击等）和如何在临终时尽量保持尊严，如充分止痛、舒适等内容。生前预嘱不仅包括申请人本人医疗和护理方面的预嘱，还包括临终实施医疗护理的决策者意见以及对遗体和器官捐献等方面的预嘱。

参考文献

［1］ 蹇在金. 现代老年医学理念1234[J]. 中华老年医学杂志，2016，35（8）：805-807.

［2］ 李小鹰，樊瑾. 老年医学进展2014[M]. 北京：人民卫生出版社，2015：2439-2452.

［3］ 詹鼎正. 老年医学[M]. 中国台北：台湾商务印书管股份有限公司，2007：16-20.

［4］ Besdine R，Bouh C，Brangman S，et al. Caring for older Americans：the future of geriatric medicine[J]. J Am Geriatr Soc，2005，53（6suppl）：245-256.

［5］ 张可可，朱鸣雷，刘晓红. 老年人"共病"问题概述[J]. 中华老年多器官疾病，2016，15（8）：587-589.

［6］ Boyd CM，Fortin M. Future of multimorbidityresearch：how should understanding of multimorbidity inform health system design[J]. Public Health Rev，2010，32（2）：451-474.

［7］ 蹇在金. 老年人综合评估[J]. 中华老年医学杂志，2012，31（3）：177-181.

［8］ 鸣雷，王秋梅，刘晓红. 老年人综合评估[J]. 中华老年医学杂志，2015，34（7）：709-710.

［9］ 刘晓红，康琳. 协和老年医学[M]. 北京：人民卫生出版社，2016：7.

［10］ Bassem E，Kim EH. The geriatric assessment[J]. Am Fam Physician，2011，83（1）：48-56.

［11］ Turner G，Clegg A. Best practise guidelines for the management of frailty：a British Geriatrics Society，Age UK and Royal College of General Practitioners report[J]. Age Ageing，2014，43（6）：744-747.

［12］ 张玉，陈蔚. 老年跌倒研究概况及进展[J]. 中国老年医学杂志，2008，28（5）：711-714.

［13］ 刘晓红，康琳. 老年医学[M]. 北京：人民卫生出版社，2015：61-62.

［14］ 李小鹰. 老年医学[M]. 北京：人民卫生出版社，2015：61-68.

［15］ Ivers RQ，Cumming RG，Mitchell P，et al. Visual impairment and falls in older adults: the Bluemountains eye study. Am Geriatr Soc，1998，46：58-64.

[16] Whooley MA，Kip KE，Cauley JA，et al. Depression，Falls，and risk of fracture in older women. Ach InterMed，1999，159（5）：484-490.

[17] You LM，Deans C，Liu K，et al. Raising awareness of fall risk among Chinese older adults：use of the home fall hazards assessment tool. J Gerontol Nursing，2004，30（6）：35-42.

[18] 宿映，邢婷婷，魏文石. 老年人谵妄的诊治[J]. 中华老年医学杂志，2017，36（4）：364-366.

[19] 刘晓红，康林. 协和老年医学，协和老年医学[M]. 北京：人民卫生出版社，2016：7.

[20] 孙峰，张本恕. 老年谵妄的临床研究新进展[J]. 国外医学.老年医学分册，2007，28（4）：158-161.

[21] Ryan DJ，O'Regan NA，Caoimh RO，et al. Delirium in an adult acute hospital population：predictors，prevalence and detection[J]. BMJ Open，2013，3（1）：e001772.

[22] Nouye SK，Westendorp RG，Saczynski JS. Delirium in elderly people[J]. Lancet，2014，383（9920）：911-922.

[23] Chen LK，Liu LK，Woo J，et al. Sarcopenia in Asia：Consensus Report of the Asian Working Group for Sarcopenia[J]. J Am Dir Assoc，2014，15（2）：95-101.

[24] Cruz－Jentoft AJ，Baeyens JP，Zamboni M，et al. Sarcopenia：European consensus on definition and diagnosis-Report of the European working group on Sarcopenia in older people[J]. Age Ageing，2010，39（4）：412-423.

[25] Janssen I，Shepard DS，Katzmarzyk PT，et al. The healthcare costs of sarcopenia in the United States[J]. J Am Geriatr Soc，2004，52(1)：80-85.

[26] 刘岁丰，塞在金. 肌少症：一种新的老年综合征[J]. 医学新知杂志，2015，25（3）：149-153.

[27] 刘晓红，康林. 协和老年医学[M]. 北京：人民卫生出版社，2016：136-139.

[28] 刘晓红，朱鸣雷. 老年医学速查手册[M]. 北京：人民卫生出版社，2014：324-325.

[29] Monlnar A，Mc Gee S. Diagnosing and treating dizziness[J]. Clin N Am，2014，98（3）：583-596.

[30] 王维治. 神经病学[M]. 北京：人民卫生出版社，2006：14-16.

[31] 何睿琳，蒋宗滨. 老年人慢性疼痛的研究进展[J]. 医学综述，2008，14（23）：3619-3622.

[32] 黄如训，卢林. 慢性疼痛与抑郁症[J]. 中国临床康复，2002：6（12）：1710-1711.

[33] 赵英，慢性疼痛产生的机制[J]. 中国临床康复，2005，9（14）：26.

[34] Wall PD. The prevention of postoperative pain[J]. Pain，1988，33（2）：289-290.

[35] Cell signaling pathways in the dorsal horn in pain neuroplasticity. Abstract Viewer. Sydney，Australia IASP. 2005 Program No.372.

[36] 黄宇光. 慢性非癌痛的治疗原则[J]. 中国执业药师，2005（7）：19-22.

[37] 严相默. 神经阻滞疗法用于慢性疼痛治疗的进展[J]. 临床麻醉学杂志，2005，21（5）：355-358.

[38] 陈旭，刘慧. 介入治疗在慢性疼痛中的应用[J]. 疼痛，2004，12（3/4）：90-93.

[39] 田玉科，安珂. 慢性疼痛的基因治疗[J]. 继续医学教育，2005（15）：55-57.

[40] 刘晓红，康林. 协和老年医学[M]. 北京：人民卫生出版社，2016：80-86.

[41] 刘晓红，朱鸣雷. 老年医学速查手册[M]. 北京：人民卫生出版社，2014：48-60.

[42] Sutton EL. Insomnia[J]. Med Clin North Am，2014，98（3）：565-581.

[43] Roberts RE，Shema ST，Kaplan GA，et al. Sleep complaints and depression in an aging cohort: A prospective perspective[J]. Am J Psychiatry，2000，157（1）：81-88.

[44] Butler JM，Begg EJ. Free drug metabolic clearance in elderly people[J]. Clin Pharmacokinet，2008，47（5）：297-321.

[45] Cerreta F，Eichler HG，Rasi G. Drug policy for an aging population-the European Medicine Agency's geriatric medicines strategy[J]. N Engl J Med，2012，367（21）：1972-1974.

[46] Lu YQ，Huang WD. Important items for medicine in elders[J]. Clinical Education of General Practice，2007，5（1）：10-11.

[47] 陆远强，黄卫东. 老年人用药的注意事项[J]. 全科医学临床与教育，2007，5（1）：10-11.

[48] Alhawassi TM，Krass I，Bajorek BV，et al. A systematic review of the prevalence and risk factors for adverse drug reactions in the elderly in the acute care setting[J]. Clin Interv Aging，2014（9）：2079-2086.

[49] Zia A，Kamaruzzaman SB，Tan MP. Blood pressure lowering therapy in older people：Does it really cause postural hypotension or falls[J]. Postgrd Med，2015，127（2）：1-8.

[50] Gillespie U，Alassaad A，Henrohn D，et al. A comprehensive pharmacist intervention to reduce morbidity in patients 80 years or older[J]. Arch Med Intern，2009，169（9）：894-900.

[51] Boobis A，Watelet JB，Whomsley R，et al. Drug interactions[J]. Drug Metab Rev，2009，41（3）：486-527.

[52] Chrischilles EA，Hourcarde JP，Doucette W，et al. Personal health records：a randomized trial of effects on elder medication safety[J]. J Am Med Inform Assoc，2014，21（4）：679-686.

[53] Becker ML，Visser LE，Hofman A，et al. Increasing exposure to drug-drug interactions between 1992 and 2005 in people aged ＞ or ＝ 55 years[J]. Drugs Aging，2008，25（2）：145-152.

[54] 汉文. 远离药品伤害以科学的理念保护自己的健康[J]. 中国老年，2009（9）：8-11.

[55] Swanlund SL. Successful cardiovascular medication management processes as perceived by community-dwelling adults over age 74 [J]. Appl Nurs Res，2010，23（1）：22-29.

[56] Kalia LV，Lang AE，Hazarti LN，et al. Clinical correlations with Lewy body pathology in LRRK2-related Parkinson disease[J]. JAMA Neurol，2015，72（1）：100-105.

[57] Cupta SK，Shwetank B. Reversible bilateral sensori-neural hearing loss due to olanzapine in a male suffering from bipolar affective disorder[J]. Indian J Pharmacol，2014，46（4）：453-454.

[58] Pedros C，Quintana B，Reboliedo M，et al. Prevalence，risk factors and main features of adverse drug reactions leading to hospital admission[J]. Eur J Clin Pharmacol，2014，70（3）：361-367.

[59] American Geriatrics Society 2012 Beers Criteria Update Expert Panel. American

Geriatrics Society updated Beers Criteria for potentially inappropriate medication use in older adults[J]. J Am Geriatr Soc，2012，60（4）：616-631.

[60] Cillespie U，Alassaad A，Hammarlund-Udenaes M，et al. Effects of pharmacists' interventions on appropriateness of prescribing and evaluation of the instruments'（MAI，STOPP and STARTs'）ability to predict hospitalization-analyses from a randomized controlled trial [J]. PLoS One，2013，8（5）：e62401.

[61] 刘晓红，康林. 协和老年医学[M]. 北京：人民卫生出版社，2016：84-85.

[62] 于欣. 老年精神病学[M]. 北京：北京大学医学出版社，2008：125-167.

[63] 郝伟. 精神病学[M]. 4版. 北京：人民卫生出版社，2001：220-226.

[64] Paulesu E，Sambugro E，Torti T，et al. Neural correlates of worry in generalized anxiety disorder and in normal control：a functional MRI study. Psychol Med，2010，40（1）：117-124.

[65] 赵玉生，程姝娟. 高龄老人急性心肌梗死并发泵衰竭的影响因素[J]. 中国循环杂志，2004，19（3）：168-170.

[66] Suaya JA，Stason WB，Ades PA，et al. Cardiacrehabilitation and survival in older coronary patients[J]. J Am Coll Cardiol，2009，54（1）：25-33.

[67] Libungan B，Karlsson T，Hirlekar G，et al. Delay and inequality in treatment of the elderly with suspected acute coronary syndrome[J]. Int J Cardiol，2014，176（3）：946-950.

[68] 李小鹰. 老年医学[M]. 北京：人民卫生出版社，2015：163-164.

[69] 李小鹰. 高龄老年冠心病诊治中国专家共识[J]. 中华老年医学杂志，2016，35（7）：683-691.

[70] 中华医学会老年医学分会，中国医师协会高血压专业委员会. 老年人高血压特点与临床诊治流程专家建议[J]. 中华老年医学杂志，2014，33（7）：689-701.

[71] Franklin ss，Larson MG，Khan SA，et al. Does the relation of bloodpressure to coronary heart disease risk change with aging.The Framingham heart study[J]. Circulation，2001，103（9）：1245-1249.

[72] Wang JG，Staessen JA，Gong L，et al. Chinese trial on isolated systolic hypertension in the elderly. Systolic Hypertension in China（Syst-China）Collaborative Group[J]. Arch Intern Med，2000，160（2）：211-220.

[73] Staessen JA，Fagard R，Thijs L，et al. Randomised double-blindcomparison of placebo and active treatment for older patients with isolated systolic hypertension. The systolic hypertension in Europe（Syst-Eur）trial investigators[J]. Lancet，1997，350（9080）：757-764.

[74] Staessen J. Mortality and treated blood pressure in patients of the European Working Party on high blood pressure in the elderly[J]. Am J Med，1991，90（3A）：60S-61S.

[75] Lewington S，Clarke R，Qizilbash N，et al. Age-specificrelevance of usual blood pressure to vascular mortality：a meta analysis of individual data for one million adults in 61 prospective studies[J]. Lancet，2002，360（9349）：1903-1913.

[76] Kario K，Shimada K. Risers and extreme-dippers of nocturnal blood pressure in hypertension：antihypertensive strategy for nocturnal blood pressure[J]. Clin Exp Hypertens，2004，26（2）：177-189.

[77] 中国营养学会. 中国居民膳食指南（2016）[M]. 北京：人民卫生出版社，2016.

[78] Materson BJ，Garcia-estrada M，Preston RA. Hypertension in the frail elderly[J]. J Am Soc Hypertens，2016，10（6）：536-541.

[79] Benetos A，Bulpitt CJ，Petrovic M，et al. An expert opinion from the European Society of hypertension-European Union Geriatric Medicine Society Working Group on the management of hypertension in very old，frail subjects[J]. Hypertension，2016，67（5）：820-825.

[80] 李晨曦，田慧，李春霖，等. 综合管理对老年2型糖尿病患者血糖控达标的促进作用[J]. 中华保健医学杂志，2011，13（4）：113-116.

[81] Crandall J，Schade D，Ma Y，et al. Diabetes Prevention Program Research Group. The influence of age on the effects of lifestylemodification and metformin in prevention of diabetes[J]. J Gerontol A Biol Sci Med Sci，2006，61：1075-1081.

[82] Expert panel on detection evaluation treatment of high blood cholesterol in adults. Executive summary of the third report of the National Cholesterol Education Program（NCEP）expert panelon detection，evaluation，and treatment of high blood cholesterol in adults（Adult Treatment Panel III）[J]. JAMA，2001，285（1）：2486-2497.

[83] 田慧，李春霖，方福生，等. 糖化血红蛋白诊断糖尿病切点的横断面研究[J]. 中华内分泌代谢杂志，2011，27（5）：375-380.

[84] AD Association, Executive summary：Standards of medical care in diabetes—2010[J]. Diabetes Care，2010，33（Suppl 1）：s4-10.

[85] Josse AR，Panahi S，Esfahani A，et al. Nutritional considerations for older adults with type 2 diabetes[J]. J Nutr Elder，2008，27(3-4)：363-380.

[86] Bantle JP，Wylie-rosett J，Albright AL，et al. Nutrition recommendations and interventions for diabetes：a position statement of the American Diabetes Association[J]. Diabetes Care，2008，31（Suppl 1）：S61-78.

[87] Buman MP，Hekler EB，Haskell WL，et al. Objective light-intensity physical activity associations with rated health in older adults[J]. Am J Epidemiol，2010，17(10)：1155-1165.

[88] Inzucchi SE，Bergenstal RM，Buse JB，et al. Management of hyperglycemia in type 2 diabetes：A patient-centered Approach：position statement of the American Diabetes Association（ADA）and the European Association for the Study of Diabetes（EASD）[J]. Diabetes Care，2012，3(10)：1364-1379.

[89] 孙明晓，蒋蕾，汪耀，等. 新诊断中老年2型糖尿病患者的初始治疗策略与血糖控制[J]. 中华老年医学杂志，2011，30(5)：353-357.

[90] Josse RG，Chiasson JL，Ryan EA，et al. Acarbose in the treatment of elderly patients with type 2 diabetes[J]. Diabetes Res Clin Pract，2003，59：37-42.

[91] Kahn SE，Zinman B，Lachin JM，et al. rosiglitazone-associatedfractures in type 2 diabetes： an Analysis from A Diabetes Outcome Progression Trial（ADOPT）[J]. Diabetes Care，2008，31：845-851.

[92] Home PD，Pocock SJ，beck-nielsen H，et al. Rosiglitazoneevaluated for cardiovascular outcomes in oral agent combination therapy for type 2 diabetes（RECORD）：A multicentre，randomized，open-label trial[J]. Lancet，2009，373：2125-2135.

[93] Stafford S，Elahi D，Meneilly GS. Effect of the dipeptidyl peptidase-4 inhibitor sitagliptin in older adults with type 2 diabetes mellitus[J]. J Am Geriatr Soc，2011，59：1148-1149.

[94] Schwartz SL. Treatment of elderly patients with type 2 diabetes mellitus：a systematic review of the benefits and risks of dipeptidyl peptidase peptidase-4

inhibitors[J]. Am J Geriatr Pharmacother，2010，8：405-418.

[95] 邵迎红，李剑，孙般若，等. 磷酸西格列汀治疗老年2型糖尿病的临床观察 [J]. 中国药物应用与监测，2011，8：334-337.

[96] Bode BW，Brett J，Falahati A，et al. Comparison of the efficacy and tolerability profile of liraglutide， a once-daily human GLP-1analog， in patients with type 2 diabetes ≥65 and <65 years of age：a pooled analysis from phase 3 studies[J]. Am JgeriatrPharmacother，2011，9：423-433.

[97] American Geriatrics Society 2012 Beers Criteria Update Expert Panel. American Geriatrics Society updated beers criteria for potentially inappropriate medication use in older adults[J]. J Amgerar，2012，60：616-631.

[98] Schwarz SL，Gerich JE，Marcellari A，et al. Nateglinide，alone or in combination with metformin，is effective and well tolerated in treatment naive elderly patients with type 2 diabetes[J]. Diabetes Obes Metab，2008，10：652-660.

[99] Herman WH，Ilag LL，Johnson SL，et al. A clinical trial of continuous subcutaneous insulin infusion versus multiple daily injections in older adults with type 2 diabetes[J]. Diabetes Care，2005，28：1568-1573.

[100] Lee P，Chang A，Blaum C，et al. Comparison of safety and efficacy of insulin glargine and neutral protamine hagedorn insulin in older adults with type 2 diabetes mellitus：results from a pooled analysis[J]. J Am Geriatr Soc，2012，60：51-59.

[101] 中华医学会老年医学分会，中华老年医学杂志编辑部. 中国健康老年人标准（2013）[J]. 中华老年医学杂志，2013，32：801.

[102] Baliga BS，Weinberger J. Diabetes and stroke：part one-risktors and pathophysiology [J]. Curr Cardiol Rep，2006，8：23-28.

[103] Zhang X，Norris SL，Gregg EW，et al. Social suppor tand mortality among older persons with diabetes[J]. Diabetes Educ，2007，33：273-281.

[104] 短暂性脑缺血发作中国专家共识组. 短暂性脑缺血发作的中国专家共识更新版[J]. 中华内科杂志，2011，50（6）：530-533.

[105] 中华医学会神经病学分会，中华医学会神经病学分会脑血管病学组. 中国急性缺血性脑卒中诊治指南2014[J]. 中华神经科杂志，2015，48（4）：246-257.

[106] 中华医学会神经病学分会，中华医学会神经病学分会脑血管病学组. 中国缺血性脑卒中和短暂性脑缺血发作二级预防指南2014[J]. 中华神经科杂志，2015，48（4）：258-273.

[107] 中华医学会神经病学分会，中华医学会神经病学分会脑血管病学组. 中国脑出血诊治指南 [J]. 中华神经科杂志，2015，48（6）：435-444.

[108] 廖二元. 骨质疏松症. 内科学（上、下册）[M]. 2版. 北京：人民卫生出版社，2010：1078-1083.

[109] 夏维波. 骨质疏松症. 老年医学进展[M]. 北京：人民卫生出版社，2013：523-531.

[110] 中华医学会骨质疏松和骨矿盐疾病分会. 临床诊疗指南. 骨质疏松和骨矿盐疾病分册[M]. 北京：人民卫生出版社，2006.

[111] 中华医学会神经病学分会帕金森病及运动障碍学组.帕金森病治疗指南第二版[J].中华神经科杂志，2009，45（5）：352-355.

[112] 刘晓红，康琳.协和老年医学[M]. 北京：人民卫生出版社，2016：188-190.

[113] 陈灏珠，林果为. 实用内科学[M]. 北京：人民卫生出版社，2013：1694-1700，1716-1719.

[114] 刘晓红，朱鸣雷. 老年医学速查手册[M]. 北京：人民卫生出版社，2014：210-232.

[115] 姚婉贞. 慢性阻塞性肺疾病诊治指南（2013年修订版）[J]. 中华结核和呼吸杂志，2013，36（4）：255-264.

[116] Hochberg Mc，Altman RD，April KT，et al. American college of rheumatology 2012 recommendations for the use of nonpharmacologic and pharmacologic therapies in osteoarthritis of the hand，hip，and knee[J]. Arthritis Care Res（Hoboken），2012，64（4）：465-474.

[117] 薛庆云. 退行性骨关节病.老年医学/李小鹰主编[S]. 北京：人民卫生出版社，532-539.

[118] 邱贵兴. 骨关节炎诊疗指南（2007年版）[J]. 中华骨科杂志，2007，27：793-796.

[119] Recommendations for the medical management of osteoarthritis of the hip and knee：2000 update. American College of Rheumatology Subcommittee on Osteoarthritis Guidelines[J]. Arthritis Rheum，2000，43：1905-1915.